看護職の社会学

Sociologie des professions de soins infirmiers

佐藤典子

専修大学出版局

どの男も、医師でさえも、看護婦がどうあるべきか定義といえば決まって「献身的で従順」、それ以外に言ったためしがない。
　この定義なら門番にも通用する。あるいは馬にも通用するかもしれない。
　警察官には通用しないだろうが。

　　　フローレンス・ナイチンゲール（1820〜1910年）
　　　　　　　　　　　　　　　　『看護覚え書』より

カバー・表紙写真
ラエンネック病院の談話室(1905 年)©Musée de l'AP-HP

はじめに

　つい先頃まで、日本には看護婦という職業があった。その職業人を規定する法律は「保健婦助産婦看護婦法」であった。その中には、男性看護職者も含まれていたのにもかかわらずこのように一括して女性を示す語によって表現されていた。

　一方、本書で扱うフランスにおいても看護職者を示す語は女性形で書かれていることが多い。日本と違って従来から男性形の看護職者という語が存在しているにもかかわらず、女性形のみで看護職者が表現されていたことは日本と変わらない。そして、この語の存在を確かなものにするかのように、両国とも、看護職者の性別はその多くが女性だ。フランスでは、1970年代以降のフェミニズムによって多くの女性が労働市場に参入してきたし、また日本でも、現在、多くの女性が働いているにもかかわらず、今日、なぜ、多くの女性が看護職を選択するのか。本書の目的は、それについての理由を社会学的な観点から歴史的に説明することである。

　統計にも表れているように、本当に看護は女の仕事なのか。この問いには、2つの答え方があるだろう。1つは、No、もう1つは、Yes、である。前者は、実際に男性看護職者が存在し、男女雇用機会均等法により、男女の職業選択の自由は保障されているという理由によって説明されるであろうし、また、2001（平成13）年より看護職者の呼称が法的に「看護婦」から「看護師」に変更になったということからも、女性特有の職業ではないといえるだろう。一方、後者の理由は、確かに、男性

看護師は存在するものの、統計上、また、実際の医療現場で目にすることが多い看護職者は、圧倒的に女性であるという事実から導き出される答えではないだろうか。しかし、現在、看護教育においても看護大学が増加するなど多くの変化が見られる中で、看護職者に女性が多いという点はなぜ変化しないのだろうか。

　今日、私たちは看護職にかぎらず、職業選択において自由な選択をしていると思っているが、もしかしたらそれと気づかぬうちにその方向性が決まっているということはないのだろうか。圧倒的多数の女性看護職者の存在を前に私はそのような疑問を抱いた。

　私は、ほぼ10年にわたって看護専門学校で社会学を教えてきたが、学生たちの看護学校志望理由は、看護職そのものに魅力を感じ、「医療職を志したい、人の役に立ちたい」が大多数を占めていた。しかし、その中で、なぜ、「看護職」なのかという理由を掘り下げて聞いてみると、ここ数年で志望理由のニュアンスは少しずつ変化しているように思われる。かつてその理由は「自分が女性だから女性に向いている仕事として看護を選んだ」というものであったが、今日は「この時代に女性が（産休、育休などを理由に）リストラされないで長く確実に働いていけるのは、看護職しかない」というように変わってきている（もちろん前者のような志望理由の学生も数多く存在するのであるが）。しかし、両者に共通する点を挙げるとすれば、それは女性というアイデンティティと看護が自明のこととして結びつけられていることである。そして、前者は、女性であることの限定性の中から看護職を選ぶという印象が強かったが、後者は、女性であることの限定性を逆手にとって、むしろその限定性を女性にとっての確実性ととらえて、戦略的に看護職を選択しているといえるようである。

　さらに、ここ数年、大卒や一度社会人になった者、結婚や出産など

で一度退職した者が入学する傾向が多く見られるようになった。これは、大卒女子の就職が厳しいこと、また、就職したものの、リストラの可能性や昇進の困難さによって、人生設計を変更せざるをえない、あるいは、「お茶汲み、コピー取り」で終わらないためにもっと積極的に専門性のある仕事に取り組みたいという考えも見られる。また、結婚や妊娠、出産などによって、会社を「『慣例により』辞めざるをえない雰囲気」によって退職したが、再度仕事に就きたいという意志を持つ者などもいる。その背景には、これまでのように結婚が「永久就職」ではなく、将来、離婚する可能性も視野に入れている場合や、日本の終身雇用自体が崩壊しつつあり、夫がこの先ずっと職に就いていられるか先行きが見えないということも挙げられるであろう。また、結婚と職業との関係についていえば、既婚、未婚を問わず、「結婚しても働ける仕事」として看護職を選ぶという学生が多かったが、最近は「離婚しても働ける仕事」と答える学生も出てくるようになってきて興味深い。つまり、女性が無理なく就職し、働き続けられる仕事という考え方の入り口は同じであるのだが、パートナーとの共存を前提にしたものから、パートナーの不在も考慮するように考え方が変化してきているのだ。

これまで述べてきたことから看護職を志望する理由を整理すると、

1. 看護は女性の仕事であるから、確実に働ける（他の資格は、たとえ取得しても、資格と就職が結びついていないなどその資格が確実に活かせるとはかぎらない）。
2. 終身雇用制度の崩壊によって、男性の雇用が不安定になる中、たとえ高学歴であっても、女性はいっそう、そのしわ寄せを受け、就職が困難になるという傾向が見られる、あるいは、パートナーである夫の収入が当てにならなくなるので、確実に女性でも働け

る資格を持っていたい。

ということもあるようだ。

　2.のような理由は、ここ数年の日本経済の変化や女性の高学歴化などもろもろの社会変化の結果ゆえであるが、いずれにしても、看護と女性の結びつきというのは、どのように看護学生の中に定着していったのだろうか。

　以上の看護学生の志望理由は、すべて女子学生に聞き取りをしたものである。つまり、現在、「看護婦」という呼称が「看護師」に変化したけれども、看護職者のほとんどは女性なのである。男女雇用機会均等法が施行されてしばらく経つが、看護職者の男女比にほとんど変化はない。そこで、看護が女性の仕事として定着してきた理由は何であるのかということを、本書を通して探り出したい。

　ところで、看護が女性の仕事であるというのは、日本だけの特徴ではない。およそ看護という職業の存在する多くの国で同様の傾向が見られるようだ。本書で取り上げたフランスも例外ではない。フランスでも、看護職者は、女性名詞によって表されるほど（男性看護職者を含む場合でも）女性の仕事として定着している。

　今日、フランスにおける看護師の多くは女性である[1]。病院においても、看護職で目につくのは「女性の」看護師である。また、フランスの看護師対象の雑誌タイトルは、"infirmier(ère)" と両方の性を指すものではなく "infirmière" と明らかに看護婦[2] を対象としたものであり、看護について書かれたものの多くは、法的な文書を除いてタイトルが "infirmière" と女性形になっている。また、書店の「看護」コーナーも女性形で示されていることが多い。パリ病院公的援助局が配布している「入院の手引き」の表紙には、ベッドに横たわる患者に医師と看

護婦が話しかけている挿絵が描かれているが、看護職が男女共にズボンを採用しているフランスでは、医師と区別するために以下のような工夫をしている。1つは、医師の絵の方に医師の象徴である聴診器を首から下げることである。そしてもう1つは、医師を男性で、看護師を女性で描くことである。それによって、挿絵の男性は医師、女性は看護婦であるということが一目瞭然となる。こうした傾向はなぜ見られるのか。

日本では、「女性の社会進出」、「働く女性」という言葉を聞いても違和感を抱くことはない。逆に言えば、それは、すべての女性が働いているわけではない、ということを示している。もし、「男性の社会進出」、「働く男性」という言葉を目にしたら私たちは驚くであろう。なぜなら、男性が「社会に進出」するのは自明のことであるし、男性が「働く」ことは当然とされてきたからである[3]。「働く女性」という言葉には、「働かない選択肢もあるが、たまたま働いている」というニュアンスがあり、「働く男性」には、「働くことが前提であり、当たり前すぎて、その逆の『働かない男性』という言葉こそ、特別な事情を想起させる」のではないか。フランスでは、日本以上に女性の就業率が高いが、看護職に女性が集中しているという日本と同様の傾向を持っている。そこで、フランスではどういう経緯で看護職が女性と結びついてきたのか考えてみたい。

本書では、看護と女性が結びつく理由を問うに当たってフランスを取り上げたが、なぜフランスなのかといえば2つの理由がある。そもそも、看護が職業化し、近代的な医療の中に組み込まれていくきっかけには、臨床医学の発達が欠かせない要素であった。つまり、ベッドサイドで患者を治療するという臨床と医学が結びつくことによって近代医療が確立するのであるが、その臨床医学の祖ともいうべき「パリ学派」は、パリの医学界を中心にフランスで興ったのである。もう1つは、臨床

医学の発展には、増加する患者のケアを行うため、従来の宗教的な看護ではなく、医療体制にのっとった看護を組織的に行い、看護が職業化することが大前提だったのである。よって、医療と看護職者との関係を調べるためにはフランス社会についての考察が重要であると考えられるのである。

ご存知のように、日本の近代医療は、明治以降、各国の外国人、とくに外国人宣教師や修道女によってもたらされたいきさつがある。その、彼ら彼女たちのルーツはヨーロッパ社会であり、当時、ヨーロッパ各国において近代的な医療の技術や知識は相互作用的に広まっており、その中心の1つがフランスであった。それゆえフランスの事例を見ていくことで、看護が近代的な医療実践と結びつき、また近代化の流れの中でどのように職業化していったか、その過程がわかるであろう。とくに、看護が職業化する以前のフランスの歴史から社会全体の歴史、とりわけ女性史なども含めて総合的に見ていくことで、看護職という新しい職業が誕生するきっかけや必然性およびその経過が見えてくる。その看護の職業化以前と以後の歴史的過程を見る中で、看護が女性に振り分けられてきた理由もわかるのではないだろうか。さらに、現在もなぜ看護職は女性に振り分けられ続けているのか、そして、ものの見方や事柄が多様化する中で、なぜ女性たちはこのような傾向を持ち続け、社会もまた、それを自明のこととみなし続けているのかなどについて考えていきたいと思う。

こうした試みの中で、看護職が対象にしている看護という行為がいかなる意味を持つものであるのかという究極の問いに対して、直接触れることはしないが、看護を取り巻く環境から考えていくことができればと思う。看護の環境とは、言い換えれば、職業としての看護、看護を行う者、看護を行う場、看護の歴史、看護の言説などである。本書の中でこ

れら看護の周辺をたどっていくことで、看護そのものを考える道しるべになれば幸いである。

註
(1) フランスの看護職従事者は、2004年1月1日発表の統計で約43万7000人で、そのうち87％が女性である。看護師全体の73％は病院勤務（公立、私立含めて）であるが、独立した看護師として個人開業することも可能であり、その中には訪問看護師も含まれる。
(2) 本書で用いられる看護職従事者の呼称は、明らかに女性看護師あるいは報酬を得て看護を行う女性を指している場合「看護婦」と記し、男性であることが明記されている場合は「男性看護師」と区別して記す。なお、「看護職従事者」の表記は、「いかなる性別であれ、いかなる国においてであれ、看護を職業として行う者」と定義した。
(3) もちろん働かない男性も存在するし、たとえば、異性愛カップルにおいて、男性が働かず、パートナーとしての女性が働いていることもあるだろう。「主夫」という言葉もある。

目 次

はじめに iii

序 章　問題の所在と看護の「場」 1

1. 看護とは何か 3
2. これまでの研究と新たな関心 5
3. 看護の「場」 21

第1章　看護の担い手 29

Ⅰ．キリスト教と看護 31

1. キリスト教と修道院 31
2. 修道院の繁栄と活動 40

Ⅱ．女性と看護の結びつき 46

1. 看護修道女の登場 47
2. 女性の社会的位置づけ 51
3. 母性の語られ方 60

第2章　看護の医療化 77

Ⅰ．伝統的な「医」 79

1. 「正規の医師」と「経験医」 79

2.「医」の技能とその担い手　82

Ⅱ．革命後の変化とライシザシオン　85

  1.　革命による変化　86

  2.　ライシテとは　89

  3.　社会における世俗化のゆくえ　91

Ⅲ．「医」と身体をめぐる変化　92

  1.「科学」の台頭——宗教的影響力の衰退　93

  2.「医」の社会的変化——「医療化」とは　96

  3.　医療化とライシテ　106

  4.　医療の社会構造化　107

Ⅳ．世俗化と女性労働　111

  1.　世俗女性の生活　112

  2.　19世紀における女性観　115

  3.　世俗女性の労働　122

第3章　看護の職業化　131

Ⅰ．ライシテと看護　133

  1.　修道女と看護の変化　133

  2.　修道女の社会的評価　137

Ⅱ．看護の職業化への道
　　——acte hospitalier「もてなし」からprofession「職業」へ　142

  1.　中央政府の統制　142

2. 看護学校の誕生　145
　　3. 病院の世俗管理と看護の変化　153
　Ⅲ. 女性の適性と看護　162
　　1. 女性をめぐるディスクールと看護　162
　　2. 職業看護婦の評判　163
　　3. 女性労働の機会　172

第4章　看護のジェンダー化　183

　Ⅰ. 看護は女の仕事か　185
　　1. 性差の自明性　186
　　2. 女性のハビトゥスと看護の関係　189
　　3. dispositions とは　200
　　4. 象徴的支配と看護職　206
　Ⅱ. 現代における看護——生まれついてか、選び取ってか　219

おわりに　227

参考文献　235

装幀　京尾ひろみ

■序　章■
問題の所在と看護の「場」

1. 看護とは何か

　そもそも、看護とは何なのだろう。一般に、看護と聞いて私たちが思い浮かべるのは、白衣を着て病院で看護をする、職業としての看護師の姿ではないだろうか。その看護師は看護をいったいどのようにとらえているのだろう。看護学の教科書である『看護学概論』において看護はどのように定義されているか見てみたいと思う。それによると、看護とは、「生命体としての人々が健康問題に出あって示す反応、人々の側からすれば体験、を判別し、人々がそれに対処するのを健康の方向に進むよう援助すること、とくにその人の思いを大切にして援助すること[1]」とある。

　また、日本で看護といってすぐに思い浮かぶのは、イギリスの看護師ナイチンゲールであろう。彼女は、その著書『看護覚え書』の中で、「看護の役割」とは、「私はほかに良い言葉がないので、看護という言葉を使う。今までは看護とは、与薬と、湿布を貼ること以上の意味はほとんど持たなかった。看護とは新鮮な空気、光、暖かさと清潔さ、静けさを適切に保ち、食事を適切に選んで管理すること——これらのことすべてを患者の生命力になるべく負担をかけないように行なうことを意味すべきである[2]」と記している。さらに、日本において看護は職業として行われているのだが、その職業としてのあり方を決める「保健師助産師看護師法」には、「保健師、助産師、および看護師の資質の向上と医療及び公衆衛生の普及向上をはかることを目的として、1948（昭和23）年、制定された法律（制定当時の呼称は、『保健婦助産婦看護婦法』。呼称改正2001〔平成13〕年）」とあり、その第5条「看護師の定義」において「看護師」とは「厚生労働大臣の免許を受けて、傷病者

若しくはじょく婦に対する療養上の世話又は診療の補助を行うことを業とする者をいう（1951年）」。そして、保健師助産師看護師法で「保健師・助産師・看護師の３つの資格はいずれも看護を行う者である[3]」とされており、この三者を看護職と規定している。

　では、看護という語自体の定義はどのようになされているのであろうか。日本語の「看護」の「看る」という字は「手をかざして目で見る」という意味の象形文字だが、一方、この象形文字はフランス語では「寝台に横たわる人を見る」というギリシャ語源の"clinique"「臨床」と同義であるという。また、神居によれば、「看護」を示す「ウパスターナ」というサンスクリット語にも、「傍らに立つ」の原意があるといわれている[4]。そして「世話」や「配慮」という語に集約されるようなこの行為は、たとえば現在の日本語では、私的あるいは非医学的な「看病」と、病院など公的な場で第三者によって行われる職業的な「看護」とに使い分けられる。

　一方、ロベール大事典によると看護に該当するフランス語は"soins"（ソワン）で、単数形の"soin"には、「何かに専心する、関心のあることあるいは実現したい目標に関わること」という意味がある。この語は、sのついた複数形になると「治療」、「手当て」、「看護」といった意味を持つようになるが、医師による治療行為も看護行為も含め、すべて"soins"１語で表される。またこのほかにも、"soins"には、「世話」、「配慮」、「手入れ」、「介護」などの意味がある。本書では、こうした定義を細かく区別せず、日本の現実に合わせて便宜上、医師の治療行為を除き、これ以外の多義的な"soins"を「看護」という語で統一して用いたいと思う。その概念の広さを受け入れ、医療的な看護の文脈に限定しないことによって、歴史的に"soins"を行ってきた者たちのさまざまなあ

り方や属性に焦点を当てることができると思うからである。

2. これまでの研究と新たな関心

(1) これまでの研究で明らかになったこと

　これまで、看護についての研究は、大きく分けて2つの枠組みの中で論じられてきた。一方の枠組みは、職業社会学などの観点から、医師業の専門職研究[5]を看護職研究に援用して、とくに1960年以降「労働条件の改善」や「社会的地位の向上」を求め、看護行為を「専門職[6]」と仮定する研究であった。

　たとえばフリードソンは、専門職を「自律性と独自の知識体系とその社会的承認の所有」と定義し、その定義に則ってニース大学の社会学者フェローニとパリ第三大学の社会学者コベールは「フランスとイギリスの看護婦の自律性に関する比較研究[7]」を行った。そこで問題となるのは、看護職者の職業意識なのだが、看護そのものの職務と協働する医師によってもたらされる仕事によって、看護職者が葛藤することがあるとしている。看護の職務内容が明確なイギリスは、看護そのものの仕事が医師から依頼される仕事に優先する一方、フランスでは、看護の職務が法律で定められているものの、緊急の場合は医師が行うようなメディカルな業務をこなすことも認められている。こうしたフランスにおける看護職の規定は看護職の自律性を保証している面もあるが、看護職と協働する医師たちにとっても看護職の融通性は都合のいいものとなる可能性がある。そして、状況に応じて看護の職務規定が解釈され、拡大されることは看護の職務をあいまいにし、看護職の本質的な職務以外の仕事を増やし、負担が大きくなることも意味する。また、フェローニと

コベールは医療界における自律性だけではなく、対国家における1つの職業としての自律性についても述べているのだが、フランスは中央集権国家であるため、看護職だけでなく、各職業のあり方は行政主導で決定され、各職能団体の権限は強くない。一方、職能団体の力が強いイギリスは、看護職として行政にさまざまに働きかけることができるという。フランスとイギリスにはこうした枠組みの違いがあるが、とくに、フランスは医師による治療をつかさどる「医療システム」の上位概念にあたる「保健システム」のなかに看護職が位置づけられているので、看護職が医療全体の中で大きな位置を占めていることを示すことになる反面、行政の影響を大きく受けやすいという面がある。つまり、フランスでは、病院を中心に看護が行われ、医療が発達してきたという歴史があり、また、行政の指導の下に病院が運営されている以上、必然的に看護もまた行政主導の下で運営されることになる。

　このフェローニとコベールの指摘のように、現代の看護業務が医師との協働によって規定されるので、看護職には職務上のあいまいさが常につきまとう。つまり、専門職において重要な要素となる自律性の確保は難しくなるのである。しかし、看護とは、前出の『看護学概論』で小玉が述べているように、「人々が出あう健康問題はさまざまである。それに対する人々の反応は、それぞれの個性が関係してくるのでいっそうさまざまである。家族などの集団の場合も反応はさまざまである。したがってそれらの反応への援助のしかたも、実のところは人間の数だけあるといえよう。すなわち、看護は本来個別的である[8]」がゆえに、あいまいなもの、表現しきれないもの、予測不可能なものをすべて含んだものを指す。そのため、必ず当てはまるような定義をすることは看護にとって、かえってその本質を見えづらくしてしまうのではないだろうか。反対に、定義されないことによって看護の持つ包括性が前面に出て

特徴となりうるともいえるであろう。

　もう一方の枠組みは、看護実践論と呼びうるもので、看護の方法や理念など実践の内容に関心が払われることで、療養上の世話、すなわち、医師や看護師の細かい役割規定に限定されない包括的でかつ具体的な「医[9]」（と仮に定義づけようと思う）の実践として、いかに行うかという問題提起[10]である。

　しかし、これらの研究には、長らく看過されてきた視点がある。それは、看護であれ、看護職であれ、これら２点の看護論においてほとんど論じてこなかった点、すなわち、看護を行うのは女性であり、そのことが自明のこととみなされてきたことである。看護は歴史的に女性の役割と位置づけられ、その理由や現在の看護と女性の結びつきとの関連はほとんど問われたことはなかった。そして、女性が看護を行うことを社会全体が当たり前とみなすことにそもそも疑問を持った研究も同様にほとんど存在しない。そこで、看護職を論じる上で最も大きな問題の１つがこの空白にあると主張したい。

　一方、看護と「女らしさ」といったジェンダーとを結びつける研究は存在しているのだが、それは、医療職における分業が男女によって行われ、また、その分業において看護が女性に割り振られる理由を、男性が過半数を占める医師役割との対比によって明らかにされるにとどまっていた。ジェンダー[11]とは、生物学的性差として示されるセックスと比して、社会的・文化的性別であると区別されているが、実際は、セックスの示す生物学的性差すら、その区別は実際に証明しがたく、よってバトラーは「セックスはそのままジェンダーだ」との見解を示している[12]。ジェンダーに関する問題提起では、男性─女性間（intergender）分化の結果によってなされる分業が問題にされるが、社会的・文化的に定義されるジェンダーは、常に、時代を反映させてその定義を

変え、それによって男女における性差観は常に変化している。生物学的性をどのように解釈するかは、社会によって異なるので、その結果、ジェンダーとしての性別が各社会に存在し、性差による役割の違いが存在し、自明視され、さらに、女性の仕事であるとの観念を人々が内面化させ、ジェンダー化された分業が生じ、社会に定着する。

　たとえば、マルクス主義フェミニズム[13]に基づいた研究で、フランスと同様に修道女が看護婦にシフトしていったイギリスの事例を挙げ、看護職を性別役割分業と位置づけたガマーニコフは、「性分業の構造を決定する要因に関する研究」と題して、看護職誕生期における看護をめぐるディスクールを取り上げながら、看護職が医療職の中で医師職に従属する形で成立した過程を論じている。ディスクール（discours）とは、通常、演説、発言、談話などを指すが、こうした歴史的資料に基づいたこの研究は、看護が１つの仕事として最も早く登場したイギリスを取り上げ、当時の看護雑誌や病院雑誌の記事を引用しつつ、２つの職域間の不平等な関係に基づいて保健介護職（医療職）を２つの異なった能力の分野に分けてしまったことの経緯を述べ、それが、性による分業であったこととの相関関係を考察している[14]。具体的な主張は、第一に医療職の中で、誰が患者であるかを定義し決定する権利は医師だけが持つことから「医」の実践におけるすべての権限を握った医師職に看護職は従属し、医師・看護婦・患者の三者があたかも、家父長制が「父―母―子ども」といったヒエラルキーを構成しているかのように錯覚されるということである。そこでは、家父長制[15]（patriarcat）という語が、patri-がラテン語を語源として「父」を、ギリシャ語源では、「種族」、「家系」を表し、また、-arch-がラテン語で「上位」、「首位」を意味することから容易に想像できるように、父＝男性に権力が集中し、それがゆえに、女性は男性に搾取され、その結果、女性の劣位が自明のこ

ととされるのだと説明しているが、それだけでは歴史的な看護のジェンダー化の説明とはいえないだろう。

そして第二の論点は、看護職誕生当時の看護婦自身が「良い看護婦」としての道徳的特徴と「良い女性」として望ましい特徴を同一視していたことによって、「良い女性」のための職業としての看護職の性格が医療職における家父長的な関係とあいまって、看護職を家事労働と同一視させるに至ったという点である。しかし、看護を家事の延長とみなし、家父長制と関係づけるガマーニコフの視座は、出産や授乳などの女性の生物学的な機能が存在することに、性別役割分業——この場合、医師職と看護職——の理由を求めているが、それだけではジェンダー化された分業がなぜ「医師と看護師で」なされているかについての説明にはならない。女性であること（これは、生物学的にということだが）と「女らしい」という言葉に象徴されるような看護職への振り分けにどのような関わりがあるのか、また、いかにして、女性が従属的な位置に置かれてきたのかを明らかにし、女性であることと従属することの関係を考えていかなくてはならない。ガマーニコフの分析では、「医」において女性が看護役割に限定され、現実の社会においてジェンダー化された分業[16]が再生産されてきた理由についてほとんど言及されていなかった。

ほかにも、看護を歴史的な文脈の中でとらえ、その変遷と現代の看護の状況の関連を問う研究、さらに看護の担い手の属性——多くが過去から現在に至るまで女性であること——との関係について論じながら、社会において女性と看護を結びつける自明性を考察する研究はこれまで存在しなかったのである。たとえば、サイヤンの看護職研究「医と健康における女性の領域」は、看護を女性の領域であると規定し、看護の担い手は女性であることが自明であるという仮定から無造作に出発してい

る[17]。

　また、前述のフェローニとコベールの研究や看護の機能を研究したアケールなど、多くの社会学研究が行ってきた看護研究は、比較的短期な変化の過程であり、社会構造の長期的変化と看護を行っている者の性別といった、属性の変化との関係はほとんど問われなかった[18]。本書では看護が社会構造の中で女性との関わりを持つに至った原因を知るために、看護の長期的変化の過程を取り上げ、看護の歴史において女性がいかにして看護と関わり、そして社会において長らく女性と看護が結びついてきた理由を見出していきたいと考えている。

(2) 社会学的な視座から

①社会学が対象とするもの

　本書では、歴史的な素材を用いながら社会学の枠組みを使って看護と女性の結びつきを見ていくが、そもそも社会学という学問はどのようなものなのだろうか。弘文堂の『社会学事典[19]』には、社会学の定義として次のようなものが挙げられている。「社会学は、人間の『行為―関係過程』を対象とし、現代社会における物象化、事象化、自立化からの人間と人間の『関係』の解放を実践的課題とする、社会科学のなかのひとつの個別科学である」。少し難しいので、「学」の部分をとった「社会」という項目も見てみよう。「『社会』はふつう、『個人』のあつまりと考えられている。しかし、個人のあつまりが、すべて『社会』とよばれるわけではない。例えば、『20歳以上の男子』『支持政党なしの人々』『DKグループ』などの分類カテゴリーは、『個人』のあつまりではあるが、『社会』とはいわない。『社会』というものが存立するのは、個々の個人の関係行為が、あるいは行為の関係が意識的にか無意識的にか、もともとの要素行為に分解するかぎり見失われてしまうような、固有に集

■序　章■問題の所在と看護の「場」

合的な諸現象を、現実に生成してしまう限りにおいてだけである」。

　こうして見てくると、社会とは人間の関係であり、初めに挙げた「社会学」の定義においても「人間と人間の関係」と書かれているのであるから、社会学というのは人間関係を考える学問と考えられる。そして、社会が人間関係によって形成され、それを対象にした学問が社会学であるなら、さまざまな人間関係が社会学の研究対象となる。看護も看護を行う者と看護される者によって成り立つ行為なのであるから、社会学の対象となるのである。

②なぜ社会学なのか

　また、私の関心は、「なぜ、『看護は女性の仕事』とされているのか」ということである。言い換えるなら、「なぜ、『看護が女性の仕事』ということが当たり前なのか」ということになる。もちろん、看護を行っている男性もいる。しかし、看護の担い手として多くの人が真っ先に思い浮かべるのは、女性の姿ではないだろうか。病院のパンフレットでも看護師の姿は多くの場合、女性であり、私たちにとって看護師といえば、女性というのが常識になっているであろう。

　社会的に常識と考えられることについて疑問に思うとき、多くの場合、「それは当然だ」や「そういうものだ」ということで片づけられることが少なくない。そして、このように、それについて思考を停止することによってその「常識」はさらに定着していくという運命をたどる。社会学はこうした疑問を徹底的に分析し、その現象を最も端的に論理的に説明することを目的とした科学である。さらに、その「常識」は「良い」のか「悪い」のかとか、「継続すべき」あるいは「改善すべき」ということを論じることを目的としているのではない。そうではなくて、なぜ、そのような現象が起き、人々が当たり前のこととしてそれを遂行あるいは受容しているのか、その根本原因について考えるのである。私

たちの生きている社会の中には、普段、無意識のうちに受け入れている決まったやり方がたくさんある。それを意識化して鳥瞰図のように見て、個人と社会の関係をとらえなおすことが社会学である。何の疑問にも思わない、常識にどっぷりつかっていれば、それを疑問に思うことすらなく、そこには収まるべくして収まったというような適正感がある。しかし、それでは実態はわからない。指を怪我して普段どおりに指が使えなくなると、指の動きを意識することと同じである。次に、その「決まったやり方」、「決まった考え方」の正体について考えてみよう。

③社会規範の存在

ここで考えてみたいことは、当たり前のことは本当に当たり前なのか、ということである。というのも、自由なはずの私たちは、なぜ自由に生きていないのだろうか。私たちは、自由に行動してよいといわれても、多くの場合、朝起きて日中用事を済ませ、夜休むという生活をしている。あるいはそうでなかったとしても、その行動には何らかの規則性があるのではないだろうか。あるとすれば、それはどのようなものであり、なぜそうなのだろうか。

こうした人々の生活における規則性は、社会学では、「社会規範」もしくは「規範」にのっとっているからだと考える。早速、この定義を先ほどの『社会学事典』で見ていこう。そこには「本来他でもありえたはずの行為が一定の型へと制約されているとき、そこで制約機能を発揮する価値・慣習・制度・法などが規範とよばれる[20]」とある。私たちは、社会で生きるために社会規範をそれぞれが幼少時から学び（これをときに「しつけ」と呼んだりするが）、自分のものとしているのである。それが当たり前にそして自然にできるようになると、それに関連した価値観やその実践の仕方を内面化することができる。これを「社会化」と呼ぶのだが、その社会化によって、私たちはその時代のこれらの社会的常

■序　章■問題の所在と看護の「場」

識に従って生きるように運命づけられる。確かに、社会規範が存在することで私たちは、どう振る舞うかをいちいち考える必要がなくなり、その負担は免除されている。しかし、社会では、今まで人々が築き上げてきた規範がさまざまに入り混じっていて、私たちは、それと知らない間にその規範に埋め尽くされた社会の中を漂いながらそれを教え込まれて生きている。つまり、その中にいる以上、それを疑問に思うことはほとんどない。そこで社会学は、それらの規範を一つひとつ意識し、その現象がどのようなことなのかを分析し、私たちが無意識に使ってきたキログラム原器のような規範の存在に気づいて、なぜ、そのような基準を使っているのかということをあらためて考えるのである。その基準を正当なものと思っている私たちが共有する感覚の正体をつかむことができればこの企みは成功である。

　たとえば、子どもたちの「なぜ」という質問。それについて1つずつ社会の常識を学ぶことによって考えなくなる、あるいは納得する。そうして自分たちを取り巻く社会というものに適合し、そこで子どもは「当たり前」を身につけていくのである。しかし、その当たり前を当たり前ではないのではないか、と感じる瞬間があることも事実である。それは、たとえば、自分が常識だと思っていることと違う何かを発見したとき、自分が当たり前だと思っているやり方と違うやり方をしている人を見たときなのではないだろうか。それを当たり前と表現しているかぎり、人はそこにとどまらざるをえない。ほかに選択肢がないからである。つまり、社会学は、「他の選択肢を選ぶ」という新たな地平を切り開くと同時に、「他の選択肢を選ばなくてはならない困難さ」をもたらす。もちろん、「当たり前ではない世界」を知ってしまったからといって何が何でもそれを変えたり、「他の選択肢」を選ばなくてはならないということではない。ただ、その「当たり前」しか知らないで、そこの

中にとどまっている場合と、それが「当たり前」でないことを知ってその状況の中にいることは決定的に違うのである。

このように社会学は、常識と呼ばれる、なぜかはわからないが、なんとなく決まっているルール、あり方を考える。それゆえ、社会学は、「なぜ看護が女性の仕事とされてきたのか」という疑問について考えるためには極めて有効な学問だといえるだろう。こうした当たり前の社会から距離をとって考える方法はいくつかあるが、その1つが、「ある当たり前の現象」と「別の当たり前の現象」を比較することである。比較のうち、同じ対象を時間軸によって比べるのが歴史である。つまり、「○○はかつてどのようなもの／ことだったのか」という視点である。この方法によって、今の私たちが当たり前だと思っていることは、ついこの間始まったことに過ぎず、よって歴史的に当たり前のことではなく、この先は変わるかもしれない、あるいは変わってもかまわないということがわかるのである。

(3) 社会史研究の可能性

本書では、女性と看護を社会史的に見ていくことによって、なぜ、看護という行為が近代的な医療の中に取り込まれ、その一方で、女性の行為とされたか、そしてそれが継承されてきたのか、明らかにできると考えている。とりわけ、その原動力ともいえる人々の思想、行動はいかにして生じ、維持されてきたのかを検証することによって、看護をめぐるさまざまな現象の起源に焦点を当てることができると考えている。そして、看護の知や技術、制度など社会的な側面がいかに変化しても看護が女性の役割であるとみなされる側面はどのように保持されてきたかを考察する。

① 方法としての社会史

社会学における社会史研究の位置づけ

　歴史が時の施政者や有力者によって作られてきたことは、いうまでもないことだが、それによって歴史の全体が形作られたのではなく、また、すべての人々の生活に影響があったのではない。そして、このような分析視角は従来の歴史研究において見逃されてきた課題でもある。

　社会学において、19世紀に支配的であった発展社会学への反動ゆえか、社会現象における変化の歴史が、ほとんど取り扱われない分野となっていることは、エリアスが指摘したとおりである[21]。さらに、エリアスが示すように、「人間の個人構造および特に人間の情感規制の長期的変形に関する経験的研究が、社会学的研究の現状ではなお極めて困難であり、目下のところ、社会学が主として関心を寄せているのは、比較的短期的な過程であり、また、一般には、社会のある特定状態に関係する問題に過ぎず、社会構造の長期的変形とそれに伴って生じる個人構造の長期的変形に関しては、全般的に現在のところ、ほとんど無視されてしまっているという傾向は現在でもほとんど変化していない」のではないだろうか。しかし、人々の振る舞いや心性が社会との相互作用によって変化することを考慮すると、社会史研究における「長期変動[22]」の概念は非常に有効であるといえるだろう。本書では、この視点から看護の歴史がどのように変化して現在に至っているのかを見ていきたいと思う。

社会学における歴史研究の有効性

　とくに、デュルケームは『宗教生活の原初形態』において、「現在を知るためにこそ過去に眼を転じなければならない」といった姿勢を示し、「最近の宗教の理解にいたるには、それが順次に形成された様式を歴史的に辿ってみなければならない。歴史は、事実、これに適用できる

唯一の説明的な分析方法である」と述べた。そして「社会学は、知りかつ再建するというだけの目的で文明の古い形態を知ろうとするのではない。そうではなくて、すべての実証科学と同様に、何よりもまずわれわれに近接し、したがって、われわれの思想や行為に影響を及ぼしうる現前の実在を証明すること」が重要であるとし、歴史に目を向ける必要性を述べている[23]。また、宮島は、デュルケームの歴史に対する態度において、「事件よりも『事件を生じさせたさまざまの内的原動力』を明らかにすることこそ重要であり、そのためには、当事者や証人の主観的意識を逃れ去っているものを探りださなければならない」姿勢を評価している[24]。言い換えれば、「AがBの原因である」と書かれた歴史的事実をそのまま事実として受け止めるのではなく、当事者でさえ気がついていない歴史的事実にこそ、その本質的な原因があるのではないかと考え、そこで論じられる歴史的事実の固有性を尊重しているのである。

さらに、ミュッシャンブレッドは、『近代人の誕生』の中で「近代性とは両義的なものである」と、すでに完了してしまった時代から、「感覚の集合、象徴の森、起源のはっきりしない行動様式」を受け継いでいると述べている[25]。近代以前の世界を見ることは、もはや失われてしまった世界を知ることなのではない。そこには、時代を経ることによって変化し、消滅したものもあるが、今日につながる要素も残されており、それを知ることは現代の問題を考える上でも重要な示唆となりうるといえるだろう。

②女性の歴史と社会史

歴史における女性の語られ方

また、女性にまつわるさまざまな研究[26]は、それが看護婦の研究であれ何であれ、その位置づけにおいて常に周辺的で女性が男性との対比によってはじめてその存在を認められる状況が、現実の生活の中だけで

なく、歴史の語りにおいてすら見られることを示している[27]。なぜなら、女性は、「一群の男性の、ディスクールの助けによって、そのこだまとして描かれていて、(中略) わざわざ、男性の証言というまわり道を通らなければ、歴史的なイメージをかたちづくることができない[28]」からである。あるいは、「男性の記述によって女性についてのディスクールが推察されうるに過ぎない[29]」からである。フランスの歴史学者、ペローは次のように述べている。「女性は、歴史の中にほとんど登場しない。女性の手で行われたことに関しては第一級の資料価値をもつものに記録されていることはなかった。また、存在したとしても、多くの場合、女性は、子供の誕生に関する点で扱うに過ぎず、たとえば『独身女』には目を向けられていない。そればかりか、象徴的、幻想的な、実態から離れた女性像のみが一人歩きしていた[30]」。

そして、女性に関する歴史は何についての歴史であっても、「女性史」と呼ばれている。しかし、このような名称が存在すること自体が女性の歴史が男性 (homme) のもの、さらには、人間 (homme) 全体の歴史とは異なり、女性の歴史が特殊ケースであることを示しているにほかならない。すなわち、「『男性』は、自分たちがひとつの全体を体現しており、しかもそれは、人類全体に合致しているのだと主張している一方、『女性』は、相変わらず部分を意味しているに過ぎず、『少数の存在』という規定こそが、まさに問題であり、女性を部分としてあつかうやり方を正当化している[31]」のである。歴史の語りにおいても、男性の優位の上に女性は従属していた。それゆえ、「女性史」は、単に、男性支配による女性の不幸の叙述史であり、そしてまた、ペローが言うところの「(女性としての)『生まれつき』の役割 (母性、出産、売春) の歴史」の中心となってしまうという特徴がある[32]。つまり、それ以外はほとんど語られてこなかったのである。

女性史と看護

　1930年以降、アナール学派の影響によって女性史の展望は広がりを見せたが、歴史の主たる関心は相変わらず、「経済的、社会的事象」であった。

　これまで、クニビレールやルルー＝ユゴンの著した19世紀末の看護職誕生の歴史など、看護を主題とした女性史は存在したのだが[33]、看護の担い手に関する研究は、それが女性であり、看護修道女などであったという事実の記述に終わっている。そこでは、「なぜ、看護の担い手が女性であるのか」、「そこにはいかなる社会構造が隠れているのか」について問われることはなかったのである。すなわち、看護を行う者がもっぱら女性であるのは、その状況を生み出す要因あるいは必然性が存在しているからだという仮説は見られなかった。看護が女性の役割と自明視される状況には、一定のメカニズムが潜んでいるのだが、それを機能させ、看護と女性を結びつける再生産の「装置（dispositif）」そのものは明らかにされなかった。また、19世紀になると、「女性向きの仕事」というディスクールで女性と看護の関わりについて論じられるようになることを、ペローなどの研究は明らかにしている[34]。たとえば、19世紀前半のフランスの動物学者アンリ・ミルヌ＝エドワールなどの生物学的進化論の影響を受けたスペンサーは、「男性と女性とでは人生における役割が違うので、そこから受ける影響も当然異なり、社会においても、家庭においても、はじめから別の場所を占めている」と男女において異なる役割の違いを「社会的分業」という言葉で説明した。そして、生物学的性差に「女性向きの仕事」の存在理由を示したが、このことから、当時は性別と仕事が深く結びつけられていたことがわかる[35]。

　今回、史料として使用する文献のうち、19世紀のものとして挙げるのは、当時の医師、アンナ・エミール・アミルトンの博士論文と

■序　章■問題の所在と看護の「場」　19

図序-1　19世紀から20世紀にかけて世界の看護婦について研究したアミルトンの博士論文。

アミルトンとルニョーの共著である看護史、Les gardes-malades, Congréganistes, Mercenaires, Professionnelles, Amateurs（1901年刊）である。これは、とくに女性に焦点を当てて書かれたものではないが、彼女の博士論文に続く、看護の職業化過程を記した歴史書である。看護学校教員で看護史研究家のコリエールによれば、「フランスにおいてはじめての体系的な看護史であり、次に本格的な看護史が出版されるのは、それから半世紀以上もたった1958年のことである[36]」と評された、当時の医療、看護の状況を知るために非常に有効な史料である。

　主たる著者であるアミルトンはアイルランド人を父に、フランス人を母に持ち、1900年6月15日、モンペリエ大学の医学部で博士号を取得した。学位論文のテーマは、「病院患者への看護と看護婦の労働条件」

である。彼女は、フランスにイギリス式の看護を導入することを提案した。ルニョーとの共著も含めて、これらの著作は19世紀の当時の看護を知る史料として大変貴重な情報源なのだが、一方で、その内容が、時代の背景に左右されてしまっていることも事実である。議論を先取りする形でいえば、当時は、女性が看護の職に就くことが望ましいという気運が盛り上がってきていた時代であった。それゆえ、アミルトンとルニョー両者の書く内容もその影響を免れていない。といって、史料としてふさわしくないということではなく、看護が女性にふさわしいという時勢の中でそうした背景を差し引いて何が見えてくるのか、そしてまた、彼女たちがこれらの影響の中でそのように書いているという歴史的な事実にもまた目を向け、なぜそのように書いているのかという点にも注目して見ていきたいと思う。

　また、本書の特徴は、女性や看護にまつわるさまざまなディスクールがどのようなものであり、そこに生きる人々に及ぼした影響を検証することで、影響を及ぼすことを可能にした社会構造とディスクールの抜きがたい関係について考察するという点である。本書ではディスクールをフーコーの『知の考古学』(1969年) など一連の研究にならって、「ある社会集団や社会関係に規定される表現、発話などを指す」と定義する。たとえば、「医」についてのディスクールは、「医」という普遍的な概念があるのではなく、医学的知や宗教的解釈、「医」に関する諸制度によって、関係的に構築されるものであると考える。フーコーが、『狂気の歴史』(1961年)、『臨床医学の誕生』(1963年)、『言葉と物』(1966年) などの著作において、その時代のディスクールの背後に潜む思考様式を暴き出したが、この方法に従ってディスクール分析を「その社会、時代、文化の深部における思考様式の集合体の分析」と規定する。それゆえ、本書の目的は何らかの価値観や思考形態をそのディス

クールから取り出すためだけの分析ではなく、その社会の「場」に見られる諸ディスクールが機能するような枠組み、社会構造の解読である。

3. 看護の「場」

　本書では、看護の担い手の歴史を考えることによって私たちが看護をどのように考えてきたのかということを探っていこうと考えている。とくに、その看護の実践そのものがどのように行われたのかということより、看護そのものを客観的にとらえるために、「看護の『場』」という表現を使いたいと思う。単に、看護が行われていた、という歴史ではなく、「看護を行っている場」を切り取ることによって看護を行っている空間としての「場」が、社会の中でどのように「配置」され、また、看護の担い手がその看護の「場」の中でどのような役割を与えられ、どのように振る舞っているのかを知ることで、看護の多面的な歴史を見ていくことができるのではないだろうか。

　この、「場」という概念は、フランスの社会学者ブルデューによって考えられたもので、「政治の場、哲学の場、宗教の場といった相異なる場は不変の作用法則を持っている（そのために、一般理論を企ててもおかしくはないわけで、そうすれば、一つひとつの特殊な場の作用について学んだことを、あとで他の場を調べたり解釈したりするために利用することが可能になる。それによって、個性記述を目的としたモノグラフと形式的で空虚な理論との致命的な二律背反を乗り越えることになる）。新しい場を研究するたびごとに、それが19世紀の文献学の場であっても、現代のモード、あるいは中世の宗教の場であっても、特殊な場に固有の特定化された諸特性が発見される[37]」。それゆえ、看護には看護の世界があり、看護師と患者、看護師と医師そして看護師同士の人間関

係が形成されている。ブルデューによれば、人々が行う行為は、その時にいる「場」ごとに異なっており、その「場」にふさわしいとされる行いをしていると考え、それぞれの「場」で人間関係が形成されると指摘した。それでは、看護の「場」がいかなるものであるのか、ということを考え、そこで行われている社会現象としての看護や看護の「場」で、看護の役割を担っている人の振る舞いの様子から看護の歴史を考えていきたいと思う。

註
(1) 小玉香津子ほか『看護学概論』文光堂、2002、p. 20。
(2) Nightingale, F., *Notes on Nursing: What it is and What it is not*, 2nd edn. 1860, Harrison and Sons, London. F. ナイチンゲール『看護覚え書 決定版』助川尚子訳、医学書院、1998、p. 18。
(3) 小玉香津子ほか『看護学事典』日本看護協会出版会、2003、p. 623。
(4) 神居文彰ほか『臨終行儀──日本的ターミナル・ケアの原点』渓水社、1993、p. 21。
(5) 専門職に関するグードやウィレンスキーなどの古典的研究によれば、専門職とは、「高等教育を受け、高度で専門的な知識を持ち、自律性を備え、その専門性は独占的権限が伴い、独自の倫理観を持つ」ことである (Goode, W., "Encroachment, Charlatanism, and the Emerging Profession: Psychology, Sociology and Médicin", *American Sociological Review*, 25, 1960, pp. 902-914., Wilensky, H. L., "The Professinonalization of Everyone?", *American Journal of Sociology*, 70(2), 1964, pp. 137-158.)。また、フリードソンについては、Freidson, E., *Professional Dominance; The Social Structure of Medical Care*, 1970, Atherton Press, Inc., New York. E. フリードソン『医療と専門化支配』進藤雄三・宝月誠訳、恒星社厚生閣、1992、p. 124。
(6) 現在、フランスでは、医師の行う治療行為のみを「医療職」とし、看護職は医療職を包括する機能を持った「健康職」とされる。看護職は専門職同業団体には加入していない。しかし、医師はもちろんのこと、看護職と同様の学歴（バカロレア修得）によって養成される助産婦は準医療職として、「医師会、歯科医師

会、助産婦会（Code de la santé publique art. L.511 et s.)」といった、医師と同じ専門職同業団体に加入している（高宅茂「フランスにおける専門職同業団体」『法律時報』53巻5号、1981、p. 108)。また、フランスは高学歴であることを重視するようなアメリカを代表とする医療社会学に影響を受けた専門職論は少なく (Paicheler, G., "Présentation. Les professions de soins : territoires et empiètements", *Revue de Sciences Sociales et Santé*, Vol. 13, Nº 3, septembre, 1995, pp. 5-10)、とくに看護の現場では、看護職の職能団体においても、日本での看護職研究（たとえば、米田頼司「専門職の社会学：保健婦の場合（1）──その1」『和歌山大学教育学部紀要　人文科学』第38集、1989、p. 96）で取り上げられるように、直接的に看護の専門職化や高学歴化を要求する姿勢は見せていない（もちろん、労働条件などの改正は盛んに要求しているが、日本において見られるような専門職化の要望はめだって見られない)。

(7)　この研究では、フランスの看護職は国による統制が強く看護職の職能団体の力が弱いため、そのことが看護職の自律性に制限を与え、一方でイギリスは職能団体のコントロールが強いことが特徴的であると述べ、両国の看護職の特徴を挙げながら比較を行い、看護職の現状分析を行っている (Feroni, I., Kober, A., "L'autonomie des infirmières. Une comparaison France/Grande-Bretagne", *Revue de Sciences Sociales et Santé*, Vol. 13, Nº 3, septembre, 1995, pp. 35-67)。

(8)　小玉、『看護学概論』、p. 20。

(9)　現在、病んだときに病いを治す術として、多くの人が挙げるのは、恐らく近代医学による近代医療であろう。近代社会において、それは、国家のお墨つきを得て、つまり、福祉という名のもとに保健制度となり、その社会構造の中でそれは、絶対的な科学による実践として確固たる地位を占める。身体の、時には、精神の不調さえもがその枠組みの中に生き死にを握られていると考えることもできよう。今や、個人の生理的機能は、科学の言葉に、とりわけ機械の言葉に翻訳されたといっても過言ではない。パーソンズも、近代医療は病気と健康の問題に対する「疾病」の制御のために科学的知識の応用を中心として編成されていると述べているが、その一方で、病気全般を応用科学の問題として取り扱うのは問題があるとして、病気が超自然的な観点から解釈されている現実や呪術的な取り扱いが適切な方法として考えられていることを挙げている (Parsons, T., *The Social System*, 1951, The Free Press, New York. T. パーソンズ『社会体系論』佐藤勉訳、青木書店、1974、p. 427)。このように、病いあるいは、身体の不調から逃れようとする行為は必ずしも、この西洋近代医学の範疇に入るとはかぎらない。人が、神

や仏に祈りをささげ、「護符」を所持したり、宗教やいわゆる民間信仰の中に病いを治す術を見出そうとし、民間療法と呼ばれる煎じ薬や食品を口にすることで、不調は回復できる（と信じうる）。とはいえ、これらの行為は近代医療の実践からすれば、「非科学的」であるから病いを治すことは不可能であるとみなされるであろう。しかし、実態のある（とされる）、客観的な科学ばかりが人間の病いを治す、あるいは癒すものではない。医学的、科学的見地から見れば異なるにしても、本人が不調から解放されるというレベルで、病いが治り、癒されることもあるのである。このように、本書では、西洋近代医学の範疇に入らずとも、呪術、伝統的な民間療法を含め、病いを治そうとするすべての行為を、近代医療をも指す包括的な概念として「医」と考える。近代医療についても、ここでは、医師が行う診察、診断、治療、手術だけでなく、看護職の行う医師の補助をはじめ、患者への療養上の世話もまた、他のメディカルスタッフの行う患者へのすべての行為を含めて「医」と定義する。

(10)　このような事例に関しては、看護学校で使用されるマニュアル、教科書、看護師向けの雑誌の中に見ることができる。たとえば、以下のものなどを参照されたい。Guérel. M-F., *Le guide de l'infirmière*, 1993, Lamarre, Paris.

(11)　生物学における区別とは、類似した細胞が異なった機能的特性を獲得することであり、差異とは区別の結果のことである。そして、人間存在のほんの一部、つまり身体の機能的差異を人間の行為全般の解釈に使用した結果、セックスとジェンダーは一致し、それ以外のセックスとジェンダーの組み合わせは排除／異常視される。しかし、ジェンダーがよりどころとする生物学が示す2つの性という「自明の理」は、両性具有などの例があるように、実際は2つに分けられるほど単純なものとはかぎらない。2つとされるセックスもそれによるとされる2つのジェンダーも、両者ともその境界は歴史的にまた文化的に見て非常にあいまいなものである。そもそも、英語を除く多くのヨーロッパの言語、たとえば、フランス語などにおいて原則として個々の名詞はどちらかの「性」に分類され、女性名詞、男性名詞となる（ドイツ語には中性名詞もある）。しかし、このそれぞれの名詞の性は、なぜ女性名詞なのか、男性名詞なのかの理由は明確ではない。たとえば、フランス語では、男性が主に使うネクタイ（cravate）が女性名詞で、女性が使用することの多い首飾り（collier）が男性名詞である。もともとは、このような文法上の性をジェンダー（gender）という（フランス語では genre）。そして、この文法用語を用いて、理由は不明だが女性と男性に分かれていることをジェンダーという語で表すようになった。

(12)　Butler, J., *Gender Trouble Feminism and the Subversion of Identity*,

1990, Routledge, Chapman & Hall, Inc, New York & London. J. バトラー『ジェンダー・トラブル　フェミニズムとアイデンティティの攪乱』竹村和子訳、青土社、1999。
(13)　しばしば、「マルクス主義」と「フェミニズム」の結婚といわれる、「マルクス主義フェミニズム」はすべての研究者に共通の語ではなく、アメリカでは論じられる時期によって社会主義フェミニズムとに分けて解釈することもある。また、日本のマルクス主義フェミニズムの研究としては、上野千鶴子『家父長制と資本制　マルクス主義フェミニズムの地平』岩波書店、1990 が挙げられる。
(14)　Kuhn, A., *Feminism and Materialism, Women and Mode of Production*, 1978, Routledge and Kegan Paul, Ltd., London. ガマーニコフ「第4章　性分業——看護職の場合」A. クーン『マルクス主義フェミニズムの挑戦』上野千鶴子ほか訳、勁草書房、1984、p. 98。
(15)　家父長制は、古くは、「初期ローマ時代において、紀元前 450 年の十二表法に示され、妻だけでなく、奴隷、財産に対する包括的、絶対的支配権であると規定され、国家法もこの家長権を抑制できなかった」と定義されている（鎌田浩『家と家父長制』早稲田大学出版部、1992、pp. 10-11）。さらに、M. ウェーバーは、伝統的な意味合いでの家父長制を「家父長制とは、多くは基本的に経済的で家族的な団体の内部で明確な相続規則によって定められる個々人が支配を行使している状態をいう」と定義し、官僚制支配などの支配の類型化のひとつとして位置づけている。『家産制と封建制』の中では、家父長制は、個人的な恭順関係を土台にし、家共同体の内部における家長の権威であり、その存立が恒久的であるということ、つまり「日常的な性格」を持つため、服従する者の意識のなかで、他の一切のものに優先され、しかも、主人の権力は制限されず、自由気ままに権力を行使することができると定義している。そのため、原則上、「規則」で定められた「権限」に基づく範囲までしか力が及ばない官僚制支配とは一線を画するとしている (Weber, M., *Wirkungen das Patriarchalisums und Feudalismus*. M. ウェーバー『家産制と封建制』浜島朗訳、みすず書房、1948、pp. 3-4)。また、エンゲルスは、『家族・私有財産・国家の起源』において、家父長制は、「父親の確かさについて議論の余地のない子を産むというはっきりした目的で、男性の支配の上に築かれており、そしてそういう父の確実性が要求されるのは、他日これらの子が肉親の相続人として父の財産を相続することになるからである」と定義している (Engels, F., *Werke, Band 21, Institut für Marxismus-Leninismus beim ZK der SED*, 1962, Dietz Verlag, Berlin. F. エンゲルス「家族、私有財産および国家の起源」『カール・マルクス＝フリードリヒ・エンゲルス全集　第 21 巻』ドイツ

社会主義統一党中央委員会付属マルクス=レーニン主義研究所編、大内兵衛・細川嘉六監訳、大月書店、1971、p. 79)。家父長制は、歴史的にもさまざまな形態で存続し、その解釈もさまざまになされたが、フェミニズムにおける基本原理としてケイト・ミレットは『性の政治学』で家父長制を「生得権によって、男性が女性を支配し、年長の男性が年少者を支配する体制」と定義している (Millett, K., *Sexual Politics*, 1970, New York. K. ミレット『性の政治学』藤枝零子ほか訳、ドメス出版、1985、p. 71)。

(16) ジェンダー化された分業は性別役割分業として構造化し、当たり前に行われるようになる。

(17) Saillant, F., "La part des femmes dans les soins de santé," *Revue internationale d'action communautaire*, 1992, pp. 95-106.

(18) Acker, F., "La fonction de l'infirmière. L'imaginaire nécessaire," *Revue de Sciences Sociales et Santé*, Vol. 9, N° 2, juin, 1991, pp. 123-43.

(19) 見田宗介編『社会学事典』弘文堂、1988、p. 386、p. 395。

(20) 同書、p. 192。

(21) Elias, N., *Über Den Prozess Der Zivilisation*, 1969, Francke Verlag, Bernund Munchen. N. エリアス『文明化の過程（上）ヨーロッパ上流階層の風俗の変遷』赤井慧爾・中村元保・吉田正勝訳、法政大学出版局、1987、p. 16。

(22) この概念は、アナール派のフェルナン・ブローデル (1902-85) が著書『地中海』（邦訳は、藤原書店から出版）の中で、従来の時間概念（1日や1カ月など）ではなく、質的に異なる3つの持続「短期、中期、長期」から構成される時間の概念を提示したことから生まれた。つまり、あらゆるできごとの変化は、一瞬の変化（「短期」のもの）から、一見してそれとはわからない、長い時間をかけてようやく見えてくるような変化（「長期」のもの）まであり、一般的な時間概念とは別の数え方をすることでより明確に見えてくるものがあるということである。

(23) Durkheim, E., *Les formes élémentaires de la vie religieuse, le système totémique en Australie*, 1912, Paris. F. デュルケーム『宗教生活の原初形態（上・下）』吉野清人訳、岩波書店、1941、p. 18。

(24) 宮島喬「フランス社会学派と集団意識論——歴史における『心性』の問題にふれて」『思想』岩波書店、1979、9月号、p. 173。

(25) Muchembled, R., *L'invention de l'homme moderne: sensibilités, mœurs et comportements collectifs sous l'Ancien Régime*, 1988, Arthème Fayard, Paris. R. ミュッシャンブレッド『近代人の誕生——フランス民衆社会と習俗の文明化』石井洋二郎訳、筑摩書房、1992、p. 483。

(26) ここでは、各時代の知識人の性差に関するディスクールを考察した、ジュヌヴィエーヴ・フレスの『性の差異』を挙げたい。Fraisse G., *La différence des sexes*, 1996, Presses Universitaires de France, Paris. G. フレス『性の差異』小野ゆり子訳、現代企画室、2000。
(27) 小倉孝誠『〈女らしさ〉はどう作られたのか』法蔵館、1999。
(28) Corbin, A. et Perrot, M., *Une histoire des femmes est-elle possible?*, 1984, Rivages, Paris. A. コルバン、M. ペロー『女性史は可能か』杉村和子・志賀亮一監訳、藤原書店、1992、p. 224。
(29) Jordanova, L., *Sexual Vision: Images of Gender in Science and Medicine between the Eighteenth and Twentieth Centuries*, Hervester Wheatsheaf, New York, 1989. L. ジョーダノヴァ『セクシュアル・ヴィジョン』宇沢美子訳、白水社、2001。
(30) コルバン、ペロー、前掲書、p. 23。
(31) 同書、pp. 3-4。
(32) 同書、p. 28。
(33) Knibiehler, Y. et Leroux-Hugon, V., *Cornettes et blouses blanches. Les infirmières dans la société française 1880-1980*, 1984, Hachete, Paris.
(34) Perrot. M., "Qu'est-ce qu'un métier de femme?", *Le mouvement social*, No 140, juillet-septembre, 1987.
(35) Spencer, H., *Principle of Biology*, D. Appleton, New York, 1876-79 − 96: II. pp. 289-90.
(36) Collière, M., *Soins*, t. 22 Nos 1 et 2-5 et 20, janvier, 1977, p. 77.
(37) Bourdieu, P., *Questions de Sociologie*, 1980, Editions de Minuit, Paris. P. ブルデュー『社会学の社会学』田原音和監訳、藤原書店、1991、pp. 143-144。

■第Ⅰ章■
看護の担い手

Ⅰ．キリスト教と看護

　それでは、看護が実際にどのように行われてきたのか歴史を振り返ってみたい。看護についての記述がある歴史的な書物は、フランスを中心に見たヨーロッパ世界に限っていえば、キリスト教徒の関連のなかでその多くが見られる。キリスト教の教えはどのように見られてきたのだろうか。

1．キリスト教と修道院

(1) キリスト教の教え

　人々がキリストの教えを信仰していたということは、とりもなおさず、キリスト教が人々の暮らしの中にあったということを示している。キリスト教の教えのもとに社会はどのように成立していたのか。フーコーによれば、「キリスト教は単一の教会組織として自らを創始したただ1つの宗教である。それゆえに、特定の人間が、君侯、市長、預言者、予言者、慈善家、教育者などではなく、牧人という宗教上の資格によって他者に尽くすことを原則としているのである」。そして、キリスト教による秩序の形成を「牧人—司祭型権力（pouvoir pastoral）」（あるいは司牧権力）と呼んでおり、以下の4つに特徴づけられるとしている。(1) 来世における個人の救済を保証することを究極目標とする、(2) たんに命令を下すだけの権力形式ではない、信徒の生命と救済の

ためにはおのが身を犠牲にする覚悟もなければならない、(3) 社会全体を管理するのではなく、個々の人間を生涯にわたって見守る、(4) 人々の心の内面を知り、魂を探り、胸の奥深くしまい込まれた秘密を漏らせしめてはじめて力を発揮する。つまり、良心の知識とそれを教え導く能力であるという[1]。こうした特徴を持つキリスト教の教えは、「よき指導者」として自己犠牲的に人々の安寧をはかりながら暮らしを導いてきた。それでは、キリスト教は実際にどのように伝えられ、生活に溶け込んでいたのか見ていきたい。とりわけ看護についての記述が見られる箇所を検証することで看護とキリスト教との関係が見えてくるであろう。中世から近代までの時代において、社会がいかにキリスト教とともにあったのかを検証する。

修道院の精神——善きサマリア人のたとえ

「昔、ある男が聖地エルサレムからイエリコへの途上、強盗に遭い、身ぐるみはがされ、けがを負っていた。その後、男が倒れているそばを司祭が通り、また、レビ[2]もそのまま通っていった。しかし、同じようにこの道をやってきたサマリア人は彼を見て同情し、宿屋に連れて行き、傷の手当を施し、翌朝、銀貨を宿の主人に渡してこう言った。『この男の世話をしてくれ。これ以上かかるようなら帰りに寄った際に返済しよう』」。これは、キリスト教では非常に有名なたとえ話である。困っている隣人を救い、援助することがいかに尊く、また司祭やレビなど社会的に最も高い地位にある人にとっても簡単にできることではないということを示したたとえであった。後世、このたとえ話が語られた後、必ずこのようにいわれた。それは、「行け、そして同じことをせよ[3]」と。「ホモ・パティエンス（苦しむ人）」がいるかぎり、このサマリア人のように「ホモ・コンパティエンス（共に苦しむ人）」が必要と考えられた

のである。かつて、この精神を実現することが期待されたのは、これから述べる修道士たちだった。

(2) 中世修道院の世界

　修道士とは、朝倉によれば、「一人孤独に暮らす」monachus（ラテン語）という言葉から派生した、monk（英語）、moine（フランス語）、あるいは、「引き込む」、「退出する」に由来する「隠れ住む」anachorita（ラテン語）から派生した anachorete（フランス語）という言葉で表される。それは「隠者」を意味し、教会用語では、「隠修士」と呼ばれる者を指す [4]。彼らが修道士として教会史に出現するのは、およそ3世紀後半から4世紀初めの頃のことで、エジプトの周辺領域に見られた。彼らは神を探し、神との深い一致を求めて父母兄弟と別れ、結婚することもなく（貞潔）、イエスの福音勧告に従い、すべてを棄て（清貧）、キリストが従順によって神のもとに連れ戻されたように、信仰によってひたすら孤独のうちに、あるいはともに一つの心で生きることを目的に生活していたという。とはいえ、「隠者」というと、俗世を捨ててひたすら何もしないというイメージだが、彼らが行う「禁欲」というのは、社会学者ウェーバーの言う「活動的な禁欲 [5]」であり、行動的な活動に集中して過ごしていた。

　やがて、修道士たちの中に、厳しい戒律の下で共同生活をしながら暮らす者が出てきた。彼らは、「共住生活の修道制」を営み、その初めは、エジプトのパコミオス（290頃～346年）[6] だとされている。パコミオスは、キリスト教に改宗した後、隠修士として数年過ごす中で、隠修士の誰もがその生活の中で本来の目的を達成できるとはかぎらないのだから、強い絆とより大きな共通の生活を求めて集合するよう全力を尽くそうとし、エジプトのタベンネシにある廃村に共同体を創設した。朝

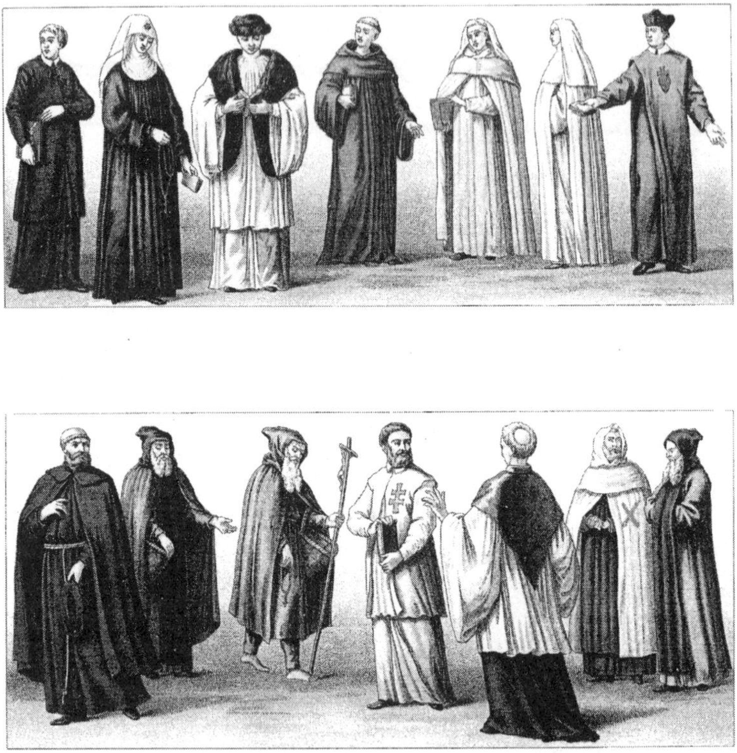

図1-1　中世の修道士たち。上段左から2番目と右から2番目、3番目が修道女である。

倉によれば、そこでの活動は、外界から厳格に閉ざされた敷地に設けられ、食事をともにし、共同の典礼に参加し、衣類、労働においても均一な生活をする。礼拝堂とその附属の建物、およそ、20名ほどの修道士のための宿舎、これら2、3の宿舎が一区画に置かれ、全体は上長である修道院長の権威のもとに服従する。修道院長は、経験の豊かな補助者とともに共同体全員の霊的指導にあたり、パンその他の食料、料理、病室と看護その他の運営を指導する。これらすべては、奉仕の精神を持った修道士たちによって行われ[7]、衣食住といった自分たちのすべての生活を自らの手で作り、まさに、集団で「活動的な禁欲」を実践していたのであった。

やがて、時代を経て5世紀になると、「西欧修道制の父」と呼ばれる聖ベネディクトゥス（480〜550年頃）の時代を迎える。教皇パウロ6世の回勅（1964年）では、「キリスト教文明の光でかつて暗闇を逐斥し、平和の賜物を輝かせた彼は、今もなおヨーロッパに君臨し、彼のとりつぎによって文化は発達し、ますます拡大していく[8]」と評された人物であった。というのは、ローマ帝国が崩壊したのち、荒廃と混乱のなかで彼は修道院を建設し、福音を述べ伝え、大地を耕して豊かにし、ありとあらゆる事業を計画的に発展させ、管理する修道士たちを生み出したからである。また学校や図書館、ギリシャ・ローマの古典、哲学や芸術、薬学や神学書の保存と研究は、そのすべてが彼らの仕事であったからである。「神に召された者」という意味の名であるベネディクトゥスは、ヌルシアの名門に生まれ、学問のためにローマに向かったが、そこで学生が堕落している状況を目の当たりにして俗世を離れることを決意したという。

どのようなところか

聖ベネディクトゥスは、『規則（レグラ）』と呼ばれる、いわば、「中世の共同

生活の台帳」を表し、人間がいかに心の形成を行うべきかについて説いた。その中で、「医」の道はその1つの実践として評価されていた。『規則』の36章には、中世医学とアラビア医学の研究者であるシッパーゲスによれば、「患者のことは、何をさておいてもまず優先的に考えねばならない。患者に奉仕するのはキリスト自身に仕えるのと同じでなくてはならず、実際、キリストに仕えるのは患者においてなのである、なぜならキリストは言い給うた、『我は病んでいた時、汝らは我を訪ね来たった』と」。そして同時に「しかし他方では患者もまた、神の栄光のために人が患者に奉仕すべきであり、余計な要求によって自分に奉仕する兄弟の心を曇らせるべきではない。しかし、そのような苦情多き人々をすら忍耐を持って許し、それだけ高い報いを得るが良い(9)」と書かれている。

そしてこの『規則』を遵守し、実際に活動する者が修道士であったのである。彼らは、日々、この「戒律」を実行することで、「脆弱」な人間を「安定」そして「統合」に導くのだと考えられていた。この『規則』を中心に労働と祈り、さらに日々の生活における実践としての医学が行われ、『規則』によって生活のリズムが節度と規律ある生活様式をもたらし、肉体の嫌悪とか超俗などではなく、形式的トレーニングによってこれらの文化は形作られてきた。

特筆すべきは、修道院の中では、「他のいかなる行為も看護以上に高い評価を与えられるべきではない」と考えられていたということである(10)。つまり、新しい時代を切り開き、信仰とともに集団生活の営みの中で看護を含めた「医」を実践してきた聖ベネディクトゥスの功績は、看護の歴史を語る上で大変重要なことである。もちろん、記録に残っていない、他者による看護はいつの時代もなされていたのだと思われるが、しかし、修道院という「場」において行われることによって、

他者による看護の重要性は認識され、その後の看護のあり方に大きな影響を残した。それは信仰の1つの体現としての「看護」という側面である。

一方、シッパーゲスによれば、「修道院医学は、西洋の治療学がその基盤に一貫した人間学をもつようになった最初の時期」であり、同時に、修道院は身体的にも、また経済的にも、もちろん心の問題に関してもあらゆる意味で避難所の役割を果たしていた。病人の看護を行っている病舎すなわち「インフィルマリウム」とは、「不自由な者、弱者のいる場所」という意味で（フランス語では infirmerie [11]）、現在、フランス語で看護師を意味する infirmier/ère アンフィルミエ（男性）/アンフィルミエール（女性）の語源となった。つまり、フランス語でいう看護師とはまさに、弱者のそばにいる者、弱者の手助けをする者なのである。そして、貧者と一般の巡礼者のためには「貧者のための宿坊（ホスピタレ・パウベルム）」、それ以外の富める巡礼者のための宿泊所は、「宿泊所（ホスピティウム）」と区別され、それぞれで修道士の世話を受けた。内部は、このように分かれているものの、修道士による世話は、誰に対してであれ、「キリストに対するがごとく」すると定められており、厳格に実践されたという。修道士が病いに倒れた際にもその態度は変わることなく求められ、いつもは質素な食事であるものの、特別の食事が与えられるなど回復のためにさまざまなことが試みられていた。

他の場所でもこうした看護の事例は見受けられる。たとえば、パリのサン・ヴィクトルの教団規則においては、インフィルマリウムにおいて寝たきりの者、回復期にある者、すでに歩くことはできるが、まだなお加療を要する者の三者と、さらに老人、盲目の者、狂人、あるいはこれらと同様に虚弱な者も修道士の世話の対象とされていた[12]。このように、修道院内は、他者を受け入れるという点で、信仰を体現するため、

ホスピタリテを実現するべく活動がなされていたのである。そもそも、「病院（hôpital）」と同語源でもある「もてなし」"hospitalité"は、「異邦人や巡礼者、貧窮者をもてなす」という宗教的な信仰から始まって中世の修道院では実際によく見られる行為であった。そしてhôpitalの同語源のhostileは、「敵意を持った、敵対する」という意味だが、それは、「敵対する者との違いを認めて互いによそ者である他者を受け入れる」ということだとされている。つまり、「敵対」することも「もてなす」ことも、もともとの語源は同じなのである。

実際、中世の十字軍に代表される戦いの日々の中で、人々は敵対すると同時に、敵対する者を受け入れることで文化交流し、暮らしを成り立たせていた。最初は、他者として敵対していた相手を受け入れようとすることによって信仰は深まり、他者と関係を結んでいく。そこにこそ、もてなしの真髄すなわち奉仕の心が存在するのである。また、修道士による活動は看護以外にもあったが、活動を行う施設は、現代の病院などとは異なり、さまざまな意味で社会的弱者という共通点を持つ人々が受け入れられていた。

やがて、近代化によってこの修道院内のさまざまな機能は、病気やけがを治すことを目的とする「病院」や「診療所」あるいは、身寄りのない子どもを収容するための「孤児院」や「乳児院」などといったように目的を分けられて別組織として再編成されていく。しかし、当時はまだ、「誰に対してであれ、キリストに対するがごとくもてなす」ことが最も重要視されていたため、機能や役割を分けるということよりも、あらゆる「困った人」を助けることを目的に修道院は存在していた。また、当時、こうして機能していたということは、修道院がこのような役割を負っているという社会的コンセンサスが形成されていたことを示しているといえよう。

修道院での活動

　中世では、体力の衰えた患者にとって、最も良い治療法と考えられていたのが、食事の充実であった。つまり、食事の面から体を回復させようと考えていたようである。しかし、それは現在のようにさまざまにある回復のプログラムの1つなのではなく、当時の治療の方法として食事がそのまま回復の手段だと考えられていたのである。また、食事のみで効果が出ない場合は、薬草などによって薬を調合し与えられていた。各修道院では、植物を薬草として使用するために、多くの場合、薬草園を併設し、各種の薬草の栽培など研究を重ねていたという。アミルトンによれば、病院の出現とともに看護人は登場したという。回復のために必要な4つの柱は「医師」、「患者」、「薬」そして「看護人」であり、とくに「看護人」は、「患者」と「薬」をつなげるような役割を持っているとしており、当時の看護において、看護人は、患者に薬を飲ませる役割を重視されていたことがうかがえる。プロヴァンス地方においても、修道院によって建てられた病院で、すべてのフロアに徹夜で看護に当たる男性あるいは女性が存在し、看護の役割を果たしていたと記している[13]。

　このように西洋の社会では、キリスト教の教えは看護に非常に強く結びつき、やがて、司祭たちはこぞって病人を収容する施設を建てたとされる。たとえば、651年には、聖ランドリーがパリにHôtel-Dieu（オテル・デュー）、その名も「神の家」という名の施療院を建てた。これは、パリで最初の施療院である（現在でも建物こそ当時のままではないが、公立病院として残っている）。また、アルルにも542年に慈善活動家らによってこうした施設が建てられるなど、多くの施設は中世に建てられ、肉体的救済と精神的救済を同一のものと考えるキリスト教は、病院機能と教会を近づけ、実際に建物の外観も教会のようであり、病人は

さながらこの世の人ではないかのように扱われていたという。というのは、教会は神の家であり、キリスト教の考えでは、病いを得るということは神の試練であり、死を迎えることによって父である神のみもとに帰ることができると考えられているからである。すなわち、神の家である教会、あるいは教会に酷似した収容施設（巡礼者や旅人の施設 hospice）にいる病人は、この世にあってももはや天国の神の家の住人とみなされたのであった。

2. 修道院の繁栄と活動

(1) 修道院とその影響力

かつて、キリスト教社会において教会権力は国王権力と対立していたのだが、やがて、両者は自らの繁栄のために互いを必要とし、共存の道を歩くことになった。その結果、宗教権力と政治権力は一体のものとなり、国家は特定の宗教に特別な地位を与え、それと異なる宗教には激しい弾圧を加えたのである。

8世紀を迎える頃には、西洋社会においてキリスト教の修道院は文化の中心となり、修道士は宣教師として各地に布教に出かけ、修道院生活などで得た知識や信仰者として守るべき戒律などを人々に説いてまわるようになった。いわば、修道院は信仰生活のメディア（媒体）としてその存在を広く知られるようになるのである。とりわけ、10世紀以降、国王や貴族たちは、自らの正統性を宗教によって裏づけようとする。その表れが、私有教会や私有修道院の存在である。教会や修道院を寄進することによって信仰をアピールし、また自らの安寧とするという一方で、修道院側は寄進された土地や建造物を借り受け、その実質上の所有

や運営を確固たるものにするという目的があった。つまり、修道院との関係は純粋な宗教上の信仰ゆえに作られるのではなく、一種の財務上の有益性を狙った結果だったのである。

　もちろん、経済的な理由ばかりでこうした寄付行為を行ったわけではない。実際に神の加護や救いを求めるために行われたことも事実だが、権力闘争やさまざまな戦いに明け暮れる貴族たちにとって神に対する信心は、たとえ現世で救いが訪れなくても、死後、来世において霊魂の救済を必死に希求することの表れであった。また、一方でこの関係は、修道院側にとって「代禱」あるいは「執り成し」のための施設として信仰の一大拠点となった。「代禱」、「執り成し」とは、王侯貴族が魂の救済を求めたときに、修道院の聖職者たちが彼らに代わって祈ることを意味する。貴族たちは、贖罪行為としての寄進を行い、罪の赦し、神の慈悲を求めた。こうした国王諸侯たちの信仰のよりどころとして、修道院は社会的地位を確立するだけでなく、多くの土地や建物の寄進によって富み栄えることになった。

　たとえば、クリュニー(14)修道院は、その巨大化した組織から「クリュニー帝国」とも呼ばれ、絶大な力を持つようになった。そして、本来、修道院が目指していた「清貧」とはかけ離れた生活を送るようになり、その反動からか、やがて11世紀には前時代の孤高の「隠修士」を求める流れを生み出した。しかし一方で、一般民衆も宗教と修道院とのつながりを当たり前のこととして受容するようになり、中庭を設けた病棟を敷地内に設けることによって修道院の存在と「医」の活動の結びつきはその後も受け継がれていった。

(2) 各修道会の「医」の活動

　ナイチンゲールは、「女性はみな看護婦である」という言葉を残して

いるが、歴史を振り返ってみれば、「看護をする者」がすべて女性だったわけではない。看護する者は、男性で構成されていたこともあった。とりわけ chevalier hospitalier と呼ばれた騎士修道士たちは、「魂に結びついた看護者の肉体」を持った存在とされ、後に聖ヨハネ騎士団、チュートン騎士団、テンプル騎士団などの騎士修道院において活動した[15]。中でも、聖ヨハネ騎士団は騎士修道会としてというよりも、エルサレムにおける巡礼者たちのためのいわば巡礼者を看護する場所として認可され、12世紀に創設された。

騎士修道士と看護

1070年頃、巡礼者の休憩場所として提供された宿泊所が、聖墳墓教会のそばに聖ヨハネの名前を冠して造られた。この当時は、旅の目的といえば巡礼が主なものであったため、食料を調達し、旅の疲れを癒すことのできる欠くことのできない場所だったのである。その宿泊所を管理していた修道士のジェラールは、十字軍戦士が患者やけが人の世話をする看護院ともいうべき宿泊所を築こうとしたのだが、その活動は時の支配者であったブイヨン卿ゴッドフロワに認められ、土地が提供された。するとその活動は各地で多くの者たちによって行われるようになったのである。たとえば、ゴッドフロワを継いだブーローニュのボードワン1世もエジプト軍撃破の戦利品の一部を報酬として修道士に授与し、それを使って看護院の活動が行われた。1120年頃、ジェラールが死去する頃には、聖地中に網の目のごとく看護院や宿泊所が設立されるようになった[16]。

また、1189年から91年にかけて十字軍がアッコンを包囲すると、イングランドの聖パウロ参事会の従軍司祭が宿営地で傷病者の看護を行い、それが後に聖トーマス看護修道会となった。市の陥落後、彼はリチャード1世の出資を受けて、看護修道士が世話を行う看護院を設立

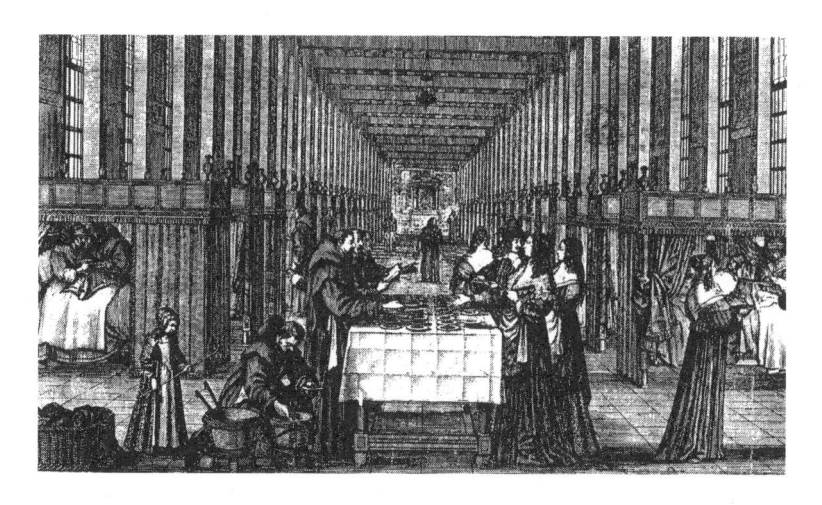

図1-2 修道院での看護の様子。中央のテーブルで食事の用意をするのは修道士と修道女たち。左右には病人用の寝台が並ぶ。

したが、彼が看護院を設立した土地では反物商人が商いを行っており、彼らも支援を惜しまなかったという。さらに、こうした活動はドイツのチュートン騎士団にも見られ、1196年には、キリスト教徒の土地に支部を設けていくつかの看護修道会が設立され、聖ヨハネ騎士団の会則に従う宗教騎士団として法王にも認められる公式な存在となった。やがて、フランスの各地にこうした看護修道会は作られ、たとえば、パリの「Charité（慈善）会」も彼らの手によって建てられたといわれている。騎士たちの主な仕事は、薬を準備することとされ、彼らは独自の医学的知識を誇っていた。鉱毒や鉛中毒の手当てに関するものなども得意とした。1792年、革命によって、教会財産が国によって没収されたものの、彼らはフランス国内にある病院的機能を持った7つの修道院で活動し、裕福な患者の寄付によってその活動を続けた。しかし、革命以降は、その教義を患者たちに説くことは決してしなかった。聖ヨハネ騎士修道

会の目的は、アミルトンによれば、「設立以来、患者の回復のために、また、栄養補給に従事することであり、患者とけが人を助け、村に小さな病院を建て、運営すること、貧者のために『看護人』を養成し、貧者が病気になった場合に必要とすることを常に考え、それを実現すること、患者やけが人の搬送のために救急搬送を行える人員を確保すること、献身的、人道的な行為を推奨するため、それを行った者たちにそれをたたえるメダルを授与すること、患者やけが人の応急処置を教えるための組織を確立することなど (17)」であった。

彼らは、「清貧」、「服従」、「貞潔」という厳しい規律の下、集団生活を送り、妻帯は禁じられ、騎士の出自は貴族に限られていた。騎士団の看護活動は、司祭、騎士の従者、現地案内人（船乗り）、医師などによって運営されていた。さらに、聖ヨハネ騎士団は、ナポレオンの侵攻によって1798年にマルタ島を撤退後、モスクワ、フェラーラを経て、ローマに移住し、現在もこの地を拠点に医療活動を中心にした慈善団体として存在している。

ミゼリコルディア（憐れみ）修道会

また、トスカーナにも男性たちの手によって患者の世話をしている施設があった。1244年に設立された「ミゼリコルディア修道会（Les frères de la Miséricorde）」は、担ぎ人夫のピエトリ・ボルシがその仲間を集めて毎日の稼ぎを少しずつためたお金で担架を購入し、けが人や患者などを病院に搬送したり、死者を教会や墓地に運んだりするなどしたことから興った (18)。彼らは、それぞれ小班に分かれていて、看護の任務の必要が生じると教会の鐘が鳴らされ、本来の仕事を中断してそれぞれの持ち場に駆けつけたという。この修道会は南仏の小村にもいくつか存在し、会の修道士だけでなく、こうした慈善事業に従事する苦行会員ともいうべき、ほかに自身の仕事を持っている一般人らの手によって

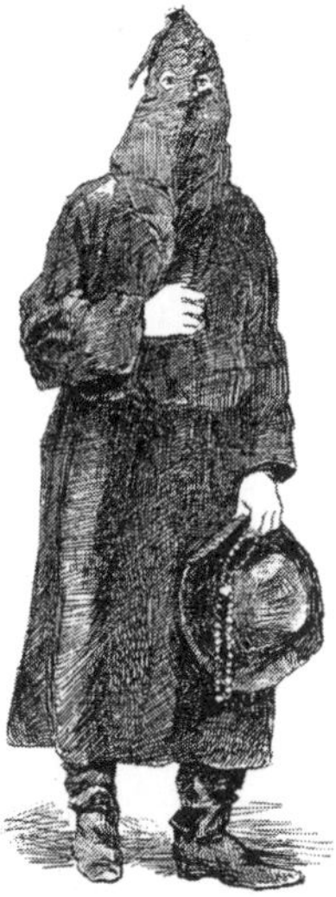

図1-3 ミゼリコルディア修道会の修道士。彼らは、行列や葬送の際には、目と口の部分だけ開いた袖なしの頭巾つきの外套を着ていた。

行われていた。彼らは、死刑に処される者たちの最後の時にも付き従った。死を目前にした人々（たとえそれが老人であれ、病人、けが人であれ、罪のために刑罰に処される者であれ）など、社会の中で周辺的な位置にいる人々の傍らに共にいることが彼らの信仰の表現だったといえるだろう。

列聖された「付き添い看護人ドシテウス」

付き添い看護人は、"serviteur"（仕える者）と呼ばれ、職務としての看護を行う際に「愛徳」を実践するのだと説かれていた。ドシテウスという男性修道士の記録が次のように記されている。「彼は皆を慰め、また彼の熱心な勤め振りと謙虚さによって皆に安らぎをもたらした。彼は患者のベッドをたくみに整え清潔に保つことを心得ていた。病室の中ではすべてが清潔であった。もし万一、偶然、あるいは、不注意によって彼の職務の何らかのことについて落ち度があったような時には、彼は

ひとり自分の過失を悲しんで泣き、その償いを自らに課した[19]」。後世、彼の男性看護師としての活躍は評価され、聖人として列せられることになった。

　その他、男性修道士の活躍は中世において枚挙に暇(いとま)がないが、修道士による看護の基本は、「患者のうちにキリストそのものを見る」ということであり、修道士たちは患者や貧しい者に仕えることで自らの奉仕を実現していたのである。さらに、修道院長は彼らの看護人としての環境を整え、「苦しむ人」と修道士が共にいられるようなシステムを修道院内に作り上げ、機能させるということが、最も重要な、かつ（信仰の実践として）目に見える具体的な仕事であった。また、修道士だけが奉仕を行っていたのではなく、一般の世俗の人々も寄付や寄贈によって修道士の活動を援助し、一般の人々自身の信仰を表現していた。中世後期になると一般の人々のこうした活動は活発になり、献金などの見返りとして霊魂の救済を受けられると信じられ、修道院の活動の基盤となっていた。

II. 女性と看護の結びつき

　次に、看護修道女の誕生と看護を行うに至った経過およびその意義について論じたいと思う。看護がどのようにして女性の仕事とみなされていくのか、また、なぜ女性の仕事として定着したのか、これらの疑問について修道女の看護の様子から見ていくと同時に、女性という存在がどのように見られてきたか、という歴史を振り返る。

1. 看護修道女の登場

（1）修道女とは

　修道院における祈りの生活の中には、男性の修道士だけでなく女性も存在した。いわゆる修道女と呼ばれる者たちである。彼女たちは世俗の人間（男性）と結婚することなく、キリストの花嫁になったと考えられる存在であり、男性の修道士と同様に祈りと労働のうちに神への信仰を表していた。817年のアーヘンの公会議で修道女にも読み書きを教えることが義務づけられて以来、自立した女子修道院は地域の中でさまざまな活動の中心的な役割を担うことになった。たとえば、前述のオテル・デューでは、神の花嫁たち（修道女）が仕え、神の家族すなわち、その地域社会にとって周縁的な存在である人々と考えられていた行き倒れた旅人、障害者、病人たちを父なる神の見守る中で看護するようになった。

　また、修道女と規定された者は、修道院内に終生、隠遁して、祈りの日々を送ることがトレントの公会議（1545～1563年）で決定されていたので、修道女として組織に生きる者たちは、信仰を実現するためには、具体的に何かを行うというよりも祈ることが求められていた。つまり、「宗教（religion）」に生きる者が「修道女（religieuse）」なのである。そして、修道女としての活動には宗教上の制約があるが、「姉妹（sœur）」として生きる者たちには、在俗の者たちと同様に、その会の規則に逆らわないならばある程度自由に行動することが許されるという違いがあった[20]。

(2) 看護活動

　修道女による看護は、修道院において、また修道院を基点にした訪問看護として行われていたが、その看護活動は十分に行き渡っておらず、多くの看護婦を養成する必要があった。その実現の一例が1633年の「聖ヴァンサン・ドゥ・ポール会」による女子の慈善修道会「聖ヴァンサン・ドゥ・ポール姉妹会」の創設である。

　聖ヴァンサン・ドゥ・ポール会は、在俗のカトリック信者である哲学者ヴァンサン・ドゥ・ポール（1576～1660年）が信仰心から慈善団体を興し、信仰を実生活で役立てるために人々のために働くことから組織化された。その資格は、28歳以下の若い子女、品行方正で丈夫なこと、家庭の評判のよいこと、卑俗な仕事の経験がないことなど[21]を条件に人員が集められ、選ばれた者たちは、信仰の中で、人々のために活動し、自らの人生を貧窮者に捧げることとなったのである。公には修道会組織として認められていなかったため、そこに属する者たちは「修道女（religieuse）あるいは、看護修道女（religieuse infirmière）、病院修道女（religieuse hospitalière）」ではなく、「姉妹（sœur）」と呼ばれていた。当時、修道女になるには婚姻に際して必要な金額とほぼ同額の持参金を用意しなくてはならず、貴族の子女など富裕層にしか門戸が開かれていないも同然であったが、聖ヴァンサン・ドゥ・ポール会やアウグスティヌス会などは伝統的な修道女会とは異なっていたので、そうした持参金も不要であった。そのため、結婚をせず、また家庭の事情で生家にもとどまれない女性たちにとっても、こうした会の存在は生きていくための数少ない選択肢であった。

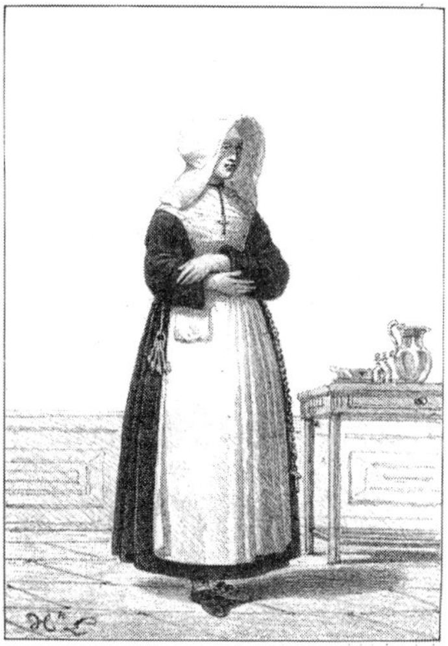

図1-4 18世紀のスール（sœur）。

（3）看護における修道女の役割

　それでは、実際に修道女はどのようにして看護を行っていたのだろうか。トゥノンによって出版された1788年のパリのオテル・デュー病院の記録では、1200人あまりの貧者など、さまざまな人々で構成されたスタッフの内訳は、

　　事務員　　　　　　　　　　　　12人
　　信者　　　　　　　　　　　　　24人
　　修道女　　　　　　　　　　　　102人（うち12人が見習い）
　　部屋付きの小間使い女性　　　　40人
　　有償の身の回りの世話をする女性　67人
　　有償の身の回りの世話をする男性　52人
　　使用人および労働者　　　　　　141人

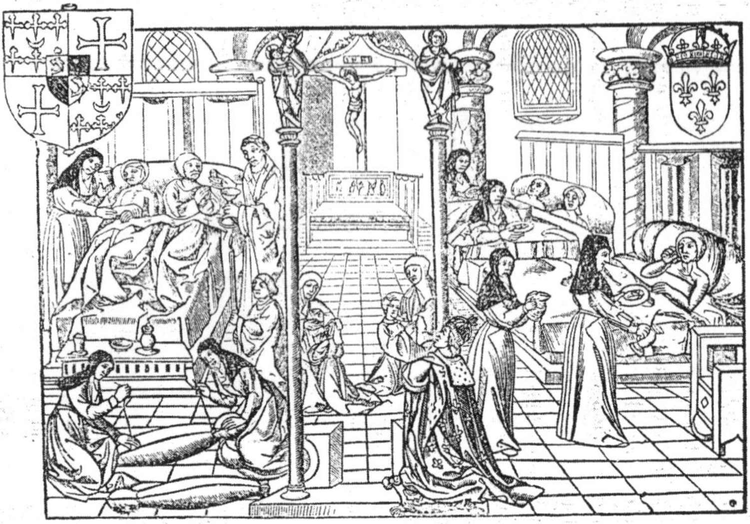

図1-5 16世紀パリ、オテル・デューにおける修道女による看護の様子。右側の病人は食事を与えられ、左奥の病人たちは臨終の床にあり、右側の神父から「終油の秘蹟」を受けている。左手前では修道女が死装束を縫っている。中央では孤児が修道女の保護を受け、修道院が孤児院的役割も果たしていたことがわかる。

となっており、実に438人が常勤のメンバーとして働いていたとの記録がある。なかでも、身の回りの世話をする者として、男女がほぼ同数存在しているが、それ以外に力仕事などを行うと見られるスタッフ（原文のフランス語表記では"employé et ouvrier"）が141名おり、男性が雇用されていることがわかる。特筆すべきは、無償で働く"sans gages"と呼ばれる、身の回りの世話をする者たちが165名も存在しており、オテル・デューの運営を支えていたということである。これらの人々は、おそらく身寄りも仕事もない者たちで、オテル・デューにおいて衣食住をまかなわれることを条件に無償で患者の世話をしていたのではないかと考えられる。

このように、修道院やその附属施設では、聖職につく者だけでなくさまざまな社会的立場、性別、年齢の者たちが看護行為を行っていたことがわかる。そこでは、修道女や修道士という立場の者たちだけでなく、宗教的な場である修道院の中で看護を行う者は少なからず信仰の実現を看護に結びつけていたのではないかと思われる。

2. 女性の社会的位置づけ

時代を経るにつれて、女性による看護は増加する。とくに、修道院における看護の中心は修道女であった。それでは、なぜ、看護と女性が結びつくようになったのだろうか。そこで、女性とはそもそもいかなる存在であるのか、女性に関する最も古いディスクールを調べることによって女性の位置づけやその根拠についての考え方などがわかるのではないかと思う。ここでは、女性についての最も古い記述のうち、修道院に関連するキリスト教世界におけるいくつかのエピソードから見ていきたい。最初に検証するのは聖書[22]の創世記にあるアダムのパートナー、エバがどのように描かれ、どのように女性像の歴史を作っていったのかということである。

(1) 伝統的女性――悪魔に誘惑されたエバ

『旧約聖書』の「創世記」にあるように、楽園で暮らしていたアダムとエバに悪魔が忍び寄ったとき、その魔手に落ちたのは女性であるエバであった。長い間、女性の方が男性より心の弱いものであるとされていて、そのことを悪魔は知っていたため女性に近づいたといわれている。それ以来、人間は原罪を背負って生きなければならず、人類全体をそのような罪に陥れた者が、ほかでもないエバすなわち女性であった。つま

り、女性は悪魔の誘惑に負ける弱い存在であると同時に、そのエバの罪深さを引き継いで生きていく悪の象徴である運命を持たされていたのである。

「創世記」は、最初の女性、エバについて次のように記している。エバは、アダムと同じように土からできたのではなく、アダムの肋骨から、アダムの「ふさわしい助け手」として神によって創られた。そしてエバは、悪魔の誘惑に屈し、アダムを堕落させたことから罪深い存在とされ、

「私は、あなたの産みの苦しみを大いに増す。あなたは苦しんで子を産む。それでもなお、あなたは夫を慕い、彼はあなたを治めるであろう」（創世記　3章16節）。

このエバの罪ゆえに、すべての女性が産みの苦しみを味わうように決められていたという。女性にもたらされた出産の苦しみに関しては、レビ記においても次のように記している。「出産に伴う穢れとその浄め」という項目で、

「ある女が身ごもって男児を出産した場合、彼女は7日の間穢れる。彼女が月経で体調不良になる期間と同様、彼女は穢れる。8日目には、その子の性器の包皮に割礼が施されねばならない。その後、33日間にわたって、彼女は引き籠って血の浄めをしなければならない。彼女の浄めの期間が完了するまで、彼女は聖なるものに触れてはならず、聖所に詣でてもならない」（レビ記　12章1-4節）。

これが女児の出産であれば、男児を出産した場合の2倍である2週

間穢れ、66日の間引き籠らなくてはならない。また、レビ記18章19節では、「月経期間中も女性は穢れている」と記しており、月経をはじめとした女性の血は、女性の不浄の象徴[23]と考えられていた。女性の血の穢れに触れると、男性が本来持っているエネルギーが損なわれると考えられていたほどである。

　上記のような女性の穢れの根源と考えられてきたのは、女性が持つ子宮ゆえであったが、ショーターは、中世後期以後の医学や後述の『魔女の槌』などの古典的子宮観について言及し、「女は『肉欲のかまど』（子宮）を持った[24]危険な存在で、チャンスがあれば男を地獄へおとすものだ」といわれていたと記している[25]。女性に近づいてよいのは生殖の機会のみとされていた。であるからこそ、マタイ伝は次のように述べているのであろう。

　　「だれでも、情欲をいだいて女を見る者は、心の中ですでに姦淫をしたのである。もしあなたの右の目が罪を犯させるなら、それを抜き出して捨てなさい。五体の一部を失っても、全身が地獄に投げ入れられないほうが、あなたにとって益である」（マタイによる福音5章28-29節）。

　このように、生殖以外の目的で女性に接することは、苦しみのうちに死を迎えることが暗示されていた。
　こうしたディスクールによって男女は、それぞれの性的秩序を生き、行動するよう示されていた。社会的秩序維持のために、自らの「場」にふさわしい行いのために、こうした聖書の教えや言い伝えの形を取って、幼少の頃からその性に「適合」する振る舞いを教えられていた。これは、1つの社会規範として厳密な教えの形を取るというよりも、マタ

イ伝のディスクールのような想像上の見せしめとして、あいまいに、それゆえいっそうの恐怖心を芽生えさせ、その結果、こうした性差による規範は守られ、当たり前のこととして身につき、身体化するのである。ボーヴォワールによれば、こうした神話に基づいたイデオロギーはキリスト教を通して西洋文明の中に生き続けたのであり、聖書の女性に対する記述や、その聖書の解釈、さらに神学において描かれた女性像は、何世紀もの間、女性を男性の劣位に置かしめた[26]。そして、人間には説明がつけられない、「なぜ女性は身ごもり、産むのか」という問い、すなわち、女性の「生みの力」に起因する神秘は、やがて女性の力を統制するために男性による優位さを正当化することになったのではないだろうか。

(2) 理想の女性としての聖母マリア

一方、エバとは対照的に、キリストの母、処女マリア[27]は、女性像の究極として理想化された。修道女たちはマリアの娘たちととらえられていたが、マリアに対する信仰は、単なる聖者の聖母であるというにとどまらず、神の子を生み、神の母となるまでには父性的要素の強いキリスト教において長い宗教的思考の過程が必要であり、ようやく431年、エフェソスの宗教会議でマリア崇拝が認められたのである。そして、マリアは、ナザレのミリアム（マリア）という一女性という存在ではなく、永遠の聖なる母性像へと昇華していった[28]。マリア崇拝の根源ともなるマリアの処女懐胎は、聖母として身体が特権化されることによって実現した。神の子を宿したマリアには産褥における出血（月経血とともに穢れの象徴）も存在しなかったといわれるようになる。マリアは聖母としてだけではなく、男性に安らぎを与え、献身的に尽くし、男性を完全に理解する女性として、また、男性が帰る場である家庭を支え、子

どもを慈悲深く愛する完全無欠の母であった。さらに、マリアにもたらされる「マリア崇拝」が、「女性は生身の人間というよりも神聖な崇められる存在である」という心性を生み、すべての人間を生み出す、神聖で超越した存在としての女性像を出現させた。無原罪の聖母であるマリアは、「肉体を贖った[29]女」であり、であるから「肉体的ではない」のであり、マリアはボーヴォワールがいうところの「男性に触れられず、所有されない」、生身の人間を超越した存在であった。

それゆえ、マリアは、神の子イエスを宿すことによって、エバの罪を清めたとされ、「新しいエバ」と呼ばれ、救済の象徴とされた。これについて、若桑は、3世紀の神学者テルトゥリアヌスが、「一方の性によって失われたものが同じ性によって回復され、救済された」と記したことを指摘している[30]。マリア信仰が公に認められると、マリアは、失楽園以来、原罪を持って生まれてきた人々の救いの希望となり、エバの罪と対極に位置づけられることによって、いっそう純化するのであった。

しかし、ここで注意しなければならないのは、聖母崇拝は女性崇拝とは異なるということである。現実の女性は、聖母マリアと異なって、処女のまま身ごもることもなければ、出産の痛みや出血と無縁であることはないからである。マリアという、女性の理想型が示されながらも、現実の女性は痛みと出血とともに子を産むがゆえに、産みの苦しみを持つという点でエバと同じ穢れと痛みを持っている。マリア崇拝が高まることによって理想としての女性は高い位置に置かれたが、社会の中でマリアが理想として高く評価されればされるほど、現実の女性とはかけ離れることとなった。

(3)『魔女の槌』

①悪い魔女

　やがて宗教における女性の位置づけと女性の身体の神秘は、女性を特殊な力を持つ特別な存在であると解釈させた。この考え方は、女性の力が伝統的な民間医療の知識や知恵をもたらすものであり、癒しの力を持っている女性は祈禱師や産婆とみなされ、共同体の中で有益な存在であると判断されたゆえに生まれたのである。しかし、女性が持っているその力は、他方で超自然的な力として畏怖の対象ともなり、彼女たちは魔女と恐れられていた。たとえば、腕のいい祈禱師や産婆などは、その力を悪用される恐れから魔女と位置づけられ、非難されることもあった[31]。

　このように、女性の活動は癒しとして、あるいは、邪な呪術として行われるという正反対の二側面を持って解釈された。また、祈禱師として呪術を行う女性たちは、卑しい社会的出自を持ち、身体的にも不具であるなどの特徴を持っていたといわれている。女性の祈禱や「医」を行う者たちは、口頭伝承で独自の「医」や呪術の方法を伝えていく一方で、男性による祈禱や「医」の担い手は、医師や修道士であることが多く、男性は、女性の場合と異なって学術的な知識をもとにその力を用いているというように、男女で呪術的な力の棲み分けが生じた。すなわち、男性が行う祈禱や「医」は根拠があり正統で、女性のそれはにせものであるか、力があるとすれば魔女にほかならないと考えられていたのである。男性の中にも、もちろん、魔術を行う者の記録がないわけではないが、その数は圧倒的に少ない。女性が魔女になりやすいのは、信じやすいこと、感性が豊かであること、おしゃべりであることからだといわれている。たとえ、男性が女性と同じことを行っても問題になることは少

なく、したがって内容よりも行う側の性別が重要であり、行われたことの解釈が異なってくるのである。なぜなら、エバ以来、悪を実践しやすいのは伝統的に女性であるとみなされていたからである。長い間、共同体の中で形成された女性像が魔女への恐怖心を生み、女性への恐れ[32]とさげすみとなって女性そのものを貶めていた。

シュトラスブールのドミニコ会修道士ヤーコプ・シュプレンガーとハインリヒ・クレーマーは、1486年、『魔女の槌』を著した。これは、魔女に対して憎悪と恐怖を覚えた教皇イノケンティウス8世が、シュプレンガーとクレーマーに魔女の実態調査を行わせて書かせたものである。タイトルの『魔女の槌』とは、「魔女に加えるべき鉄槌」という意味を持つ。彼らはトマス・アクィナスの神学論の女性に関する部分とエバとマリアの対立を引き合いに出し、女性が本質的に持っている魔性を問題にしている。シュプレンガーらは、「マリアと魔女が善と悪の両極の女性を具体化している」と述べ[33]、一方で魔女迫害者の多くがマリア崇拝者であったように、徹底した魔女迫害者のシュプレンガーも熱狂的なマリア崇拝を行っていた。また、シュプレンガーは、当時の性衛生学者でもあり、医学的な理由からも魔女の害悪について語っている。

19世紀の歴史学者ミシュレ（1798～1874年）は、著書『魔女』の中で次のように述べている。

「シュプレンガーは言っている『魔女（sorcière）たちの異端と言うべきで、男の魔術師（sorcier）たちの異端というべきではない。魔術師たちの存在はとるに足らない』と[34]」。

シュプレンガーとクレーマーにとって問題であったのは、魔術を使用されたあるいは、使用されることの被害ではなく、魔女の存在そのもの

であったといえるだろう。魔女は、すなわち女性であり、女性の持つ魔力が問題と考えられていたのである。内藤が指摘するように、シュプレンガーは、「旧約を引用して、自らの心的事実を心情によって正当化していた。シュプレンガーは、『箴言』30章15-16節[35]を引用しながら、子宮の口が飽くことのない肉欲をみたすためには、(女性は)悪魔とさえ性交するのであると主張した[36]」のである。このようなシュプレンガーの指摘は、魔女の本質を述べているというよりも、旧約聖書以来続けられてきた女性の害悪について述べているのであり、それゆえ、『魔女の槌』は、魔女の定義や魔女に対する処罰の書であるだけでなく、すべての女性が魔女になる可能性があるという点から女性そのものを非難する書でもあった。

②良い魔女——ミシュレによる『魔女』(1862年)像

一方、ミシュレは、否定的な魔女像、女性像に反論した一人であり、

「中近東の国の王座の上からさまざまな薬草の力やさまざまな星の運行について教えた女、デルフォイの三脚台で、光の神の光で輝きながら、ひざまずいている人びとに神託を授けたあの女——その同じ女が一千年ののちに、まるで一匹の野獣のように狩りたてられ、街々の四辻で追い回され、辱められ、引きずり回され、石で打たれ、燃え上る炭火の上に座らせられた！……この不幸な女に向って、僧職者たちがどれほど薪の山を重ねても足りず、民衆がどれほど罵詈雑言を並べても足りず、子供がどれほど石を投げつけても足りるということがなかったのだ[37]」。

と記した。しかしミシュレによれば、魔女はこのような仕打ちをものともせず、運命を予言し、未来を創造した。また千年にわたって、「魔

女」は民衆のための唯一の医者であり、産婆であった。ミシュレのディスクールに示されているのは、魔女の神秘の力であり、逆境にも打ち勝って、さらに、人々の助けとなったという魔女像としての女性なのである。彼の記した魔女は、当時の魔女像と逆行するような女性の理想的な姿のひとつであり、肯定的な女性像として「母であり、やさしい保護者で、また忠実な乳母」であった。また、ミシュレの描く魔女は、常人の持たざる力と知恵を人々に提供する伝統的な民間医療の伝達者であり、民衆の「医」を司る尊い存在でもあった。さらに、ドミニコ修道会の愚行（前述のシュトラスブールのドミニコ会修道士ヤーコプ・シュプレンガーとハインリヒ・クレーマーの『魔女の槌』の執筆と魔女の処罰）によって、鞭打ち、金槌、蟻塚、棒打ち、絞刑、等々がなされるなど、魔女たちはローマ教会の被害者であって、ローマ教会の犯罪者ではないと述べ[38]、むしろ魔女を糾弾する教会側の罪を指摘している。

　ミシュレの描く魔女像は神秘の力を持っているのだが、それを行使するのは、当時の主な魔女像のように悪事を働くためではない。また、多くの魔女像がそう描かれているように醜くもなく年老いてもおらず、むしろ魔女たちは若く美しかったために命を落としたと記している。ミシュレの表す魔女は、魔女である以前に愛すべき美しい女性であった。彼の理想の女性ともいうべき魔女は、『愛』（1858 年）においても、「女性は、愛ゆえに病み、傷ついている。ゆえに、男性の愛が必要である」と記していることから魔女＝女性は憎悪の対象ではなく、男性による庇護を必要とする弱い存在であった。そして、魔女の存在は否定されるべきなのではなく、むしろ、魔女を糾弾することそのものを批判し、魔女は保護すべきであると考えていたのである。

　しかし、ミシュレは、女性が持つ神秘の力を否定しなかったという点、女性の魔性を信じていた点では、女性を魔女として糾弾する教会側

と本質的には同様であり、男性が優位に立って女性の属性を規定するという点で共通している。男性と対立するかあるいは、男性の庇護の対象となるか、いずれにしても、女性は女性であるがゆえに、正統な存在である男性との対比の中で差異化された存在であった。そして、ミシュレも、19世紀にいたるまで、伝統的にもたらされていた「女性は何らかの力を持っている」という当時の女性観に影響を受けた一人であったといえるだろう。

また、これ以前の時代にも魔女は存在したが、シッパーゲスによれば、カール大帝は、785年のパーダーボルンの教会会議で、「魔女は迷信だ」とみなされるべきとして、こうした迷信に対して精力的に対抗手段が講じられねばならないという指令を再確認していた[39]。そして、魔女裁判が実際に行われるようになるのは、混沌とした中世という時代ではなく、啓蒙の時代が近づくにつれてであり、善と悪の区別をはっきりとつけるようになってからである。

3. 母性の語られ方

前述のように、人間以下、時には家畜以下の扱いを受ける[40]こともあった女性だが、一方で神聖化された女性像も少なからず存在した。それは現実ではないという点でコインの表裏のようなものである。こうして、イメージの中の身体を生きる女性は、「献身、適合性、謙譲の美徳、従順、無欲、犠牲」といった宗教的モデルや母性のメタファーを味方にして女性の生きていく道を歩むようになる。後のオルレアン司教、デュパンルーなども説教でこうしたイメージを語り続けた。つまり、マリアが評価されるのは、彼女に定められた従順な役割を受け入れるからである。「脳と子宮が同時に進化するはずがない」と男性思想家は繰り返し

た が [41]、自立した生活を送らざるをえない女性は「優しさと献身」という「女性のもの」とされた資質を糧に社会的秩序維持のシステムの中で女性に許された分野へ進出した。その最も顕著な例が「母性」を女性の能力として評価するようになったことであろう。

(1) 母性の人為性

　ミシュレのような「女性の力肯定派」は、やがて、思想としての「母性」が女性の能力であるという考えを生み出し、この概念の下で女性は肯定されるようになる。そして、この時代になると、「女性＝悪、穢れ」という図式とはまったく正反対の「男性を助ける献身的な女性、家庭を守る賢い女性、子どもを慈しむ優しい母」という女性像が登場する。『新社会学辞典』によれば「母性」は大きく分けて4つの意味があるとされている。1つ目は、「『女の存在理由としての母性』イデオロギー」、2つ目は、「育児理論からみた母性」、3つ目は、「集団・社会・文化論からみた『母性』」、4つ目は、「生殖技術の発展と『母性』[42]」である。

　ここでは、時代の思想的な側面を考えるために、1つ目の「イデオロギー」としての母性を中心に見ていきたいと思う。これは、「女が子を産む可能性をもつ性であるという特質を一方で賛美しつつ、他方で『女は子を産むべし』と規範化する思想」である。確かに、女性には、子を宿し、それを産む力が備わっている（諸条件によって異なる場合もあるが、男性と比較してということで見てみると）。しかし、そのこととそれを社会的に評価することは別のことである。今日、「母性」というと、「子を宿し、産む機能」としての「母性」というより、「思想」としての「母性」がまず考えられている。とはいえ、それは、その機能に社会的意義を積極的に付加した結果であり、「母性」というイデオロギー、思想である。社会的意義や評価は、時代によって変化するのであるから、

「子を産む母性」は不変でも、「思想としての母性」は不変ではない。つまり、私たちが問題にする「母性」の多くは、「子を産む機能」の「評価」すなわち、「思想」であり、「子を産む機能」そのものではない。ということは、「思想としての母性」は「自然な力」でもなければ、「本能」でもないのである。

このことは、たとえば、アリエスの著書『〈子供〉の誕生』によっても明らかになる。「思想としての母性」は、今日、「子を産むこと」だけでなく、「子を育てること」も「母性」の「自然な力」として評価する。しかし、アリエスによれば、子は、親にとって常に愛情の対象とはかぎらなかったし、子を養育することは、親として当然のことであっても、生きものとしての本能によるものであると考えられてはいなかった。つまり、時代によって、「子を産む機能」の「評価」は変化していたのである。アリエスは、中世または近世初頭の子どもたちが、「七歳位になるとすぐ大人たちと一緒にされていた。この時から、子供たちは一挙に成人の大共同体の中に入り、老若の友人たちと共に、日々の仕事や遊戯を共有していた[43]」と述べている。ということは、子を育てる機能までを「母性」と考える現代の母性観とは異なっており、「母性」が「思想」として存在していることを示すことになるであろう。

(2) バダンテールの示す母性をめぐる社会の変化

フランスの哲学者バダンテールが20年以上前に著した『プラス・ラブ（17〜20世紀の母性愛の歴史）』は、日本だけでなく、本国フランスでも大きな物議をかもした。それは、現代では自明になっている「母性」は「本能」であるという常識に対して、「母性本能は歴史的に見て存在しないのだ」というテーゼを突きつけたからである。バダンテールは、「母性愛の表われ方というものは過去四世紀のあいだに、女性の行

動と同じく、大いに変化が見られた」ことをさまざまな史料から明らかにし、「本能」としての母性を否定している。たとえば、バダンテールによれば、16世紀末までは、大多数のフランス女性（西欧の女性）は、自分の子どもを6歳か7歳まで手元に置いていたのだが、17世紀から大貴族の女性たちが雇いの乳母を使いはじめ、18世紀になると、この傾向は貴族のまねをすることを夢みている小市民階級にまで広がっていくようになったという。しかし、実質的には、その乳母に預けるという習慣は子ども自身の成長にとって必ずしもよい習慣ではなかった。というのも、乳母による養育環境は決して乳幼児に対する配慮が十分であったとはいえず、乳幼児の死亡率は決して低いとはいえなかったからである。

　時代の背景から考えて、そもそも、当時の養育方法には、現代と異なり、医療や衛生を考慮に入れるという発想が欠落していた（もっとも、当時の「医」の状況が乳幼児の死亡を減少させるために非常に効果があったとはいえず、また社会全体において有効な取り組みがあったとしても、その伝達手段が仕組みとしてなかったということもいえるのだが）。こうした度重なる乳幼児の死亡にもかかわらず、18世紀の女性は乳母を探して預ける女性が少なくなかった。そのことから、当時は、現代のような「母性思想」は存在せず、子どもに対する無関心が支配的であったことがわかる。「母性本能」は存在しないのだ。事実、仕事上、子どもを預けて働かなければならなかった母親だけでなく、裕福な階層の母親も、生後2、3日で、生まれたばかりの子と3、4年の期間にわたって別れて暮らすことを受け入れており、乳母のもとで4人に1人の子どもが死亡するにもかかわらずこの習慣は続けられた。母親は娘を修道院に、息子を寄宿学校に送り込むまで長い年月にわたって、自分で面倒を見ることなく、子どもを家政婦や家庭教師の手に委ねた。こう

したことからバダンテールは、ひとつの仮説を導き出す。母親が子に見せる無関心を説明するとすれば、おそらく、当時の社会が、「母親が子どもの世話をすることにまったく価値を与えていなかった」ということである。つまり、「だれも女性がよい母親であるからといって感謝しなかったし、悪い母親であってもこらしめませんでした[44]」。

さらに、クニビレールたちは次のように述べている。「子どもを好まず、世話をしない女たちもいた。しかし、こうした態度が哲学的な考察をうながすことはなかった。(中略)子どもを乳母や召使いに預ける女たちもいたが、だれのひんしゅくをかうこともなかった。だが、18世紀の末に新しい傾向が現われた。人々は、突然、母性愛とその性格を、重要とみなすようになった。1750年頃から、哲学者、医師、政治家たちは、しだいに母親の役割について、さかんに語るようになっていく[45]」。これらのことは、18世紀後半になると人々が、母性を女性ならば当然持っているはずの気質と位置づけ、また、女性として重要な要素とみなすようになり、医師、政治家、思想家が母親の役割について語るようになることからもいえるだろう。

(3) 母性の拡大とその政治性

また、母性思想が自明のこととして流布していく過程でルソー（1712～78年）[46] の『エミール』（1762年）が大きく寄与したことは忘れてはならない。彼は、生殖における男女の役割の違いを理由に、この性別による差異の構図が正当性を持っていると訴え、女と男、妻と夫だけではなく、女性の母としての役割と男性の父としての役割について言及している。

　　「性のまじわりにおいては、どちらの性も同じように共同の目的

に協力しているのだが、同じ流儀によってではない。そのちがった流儀から両性の道徳的な関係における最初のはっきりした相違が生じてくる。一方は能動的で強く、他方は受動的で弱くなければならない。必然的に、一方は欲し、力をもたなければならない。他方はそんなに頑強に抵抗しなければそれでいい。この原則が確認されたとすれば、女性はとくに男性の気に入るようにするために生まれついている、ということになる。男性もまた女性の気に入るようにするためにしなければならないとしても、これはそれほど直接に必要なことではない。男性のねうちはその力にある。男性は強いということだけで十分に気に入られる。これは恋愛の法則ではない、ということはわたしも認める。しかし、これは、自然の法則であって恋愛そのものにさえ先行することだ。女性は、気に入られるように、また、征服されるように生まれついているとするなら、男性にいどむようなことをしないで、男性に快く思われるものにならなければならない。女性の力はその魅力にある。その魅力によってこそ女性は男性にはたらきかけてその力を呼び起こさせ、それを用いさせることになる[47]」。

しかし、ルソーの特徴は、男性に服従するだけの、家政婦代わりの女を育てよというのでもなければ、また、妻となる女性が何かを感じたり、知ったりすることをむやみに妨げよといっているのではない。そうではなくて、男性の力を導くように、天が女性に与えている才気を大事にしなくてはならないとしており、男性の役に立つ程度には、賢くあるべきなのである。ルソーは、女子教育について次のようにまとめている。

「女性の教育は、すべて男性に関連させて考えなければならない。男性の気に入り、役に立ち、男性から愛され、尊敬され、男性が幼いときは育て、大きくなれば世話をやき、助言をあたえ、なぐさめ、生活を楽しく快いものにしてやる、こういうことがあらゆる時代における女性の義務であり、女性に子どものときから教えなければならないことだ。こういう原則にさかのぼって考えないかぎり、人は目的から遠ざかることになり、女性にあたえる教訓は女性自身の幸福にもわたしたち男性の幸福にもいっさい役にたたないことになる[48]」。

　従来から理想の家庭とされてきた、イエス・キリストを中心としたマリアとヨゼフが形成する聖家族像は、神を深く信仰する者たちに大きな影響を与えた。この聖家族がもたらすイメージは、（のちに増加する核家族では父親が不在となりがちになるため、いっそう）マリアという完璧な母なくして家庭は成り立たないというように、理想の家族像の中で母の役割が強化されていく。マリアの表象は母性の象徴であり、今や、子育てや教育方針は母である女性に委ねられるようになった。
　バダンテールによれば、「子を良く育てる」ということは、男性が、人口増加の経済的軍事的な恩恵、すなわち平和時には働き手、戦争には銃を持つ手となることに気づくことであり、女性が自分の子どもを自らの腕のなかに再び取り戻し、子どもが長生きしていくことを母自身が受けあってくれるためには、多くの脅しとおだてが必要になったと述べている。実際、18世紀にかぎらず、フランスでは歴史的に見て常に少子が問題にされており、次の時代を担う人口の少なさはすなわち、国力の問題でもあった。
　こうした社会の動きによって、女性は母としての役割を重要視され、

それを受け入れていくようになる。18世紀末には、ルソー主義者が女性は子どもの養育に責任があること、子どもの世話をしなければならないことを説き、19世紀になると女性はそれだけでなく、子どもの精神的、知的教育にまで責任を持つことが要求される。そして、母性は女性に必須のアイテムとなり、それだけでなく、母性が欠如していることは人としての女性の欠陥であり、つまり、女性として唯一評価されるポイントを失うことになったのである。前述のバダンテールいわく、一人の母親がこれらすべてを行う場合、母親はもはや母親である以外の時間的余裕を持たないということになるのだから、女性の存在意義が母性的活動そのものにこそ見られるという価値観が成立した。

　これらの現象をモンクロは次のように述べている。「この時代にいままでとは異なる現象が突然強烈に現われた。性的二形性の新たな構想である。これは（宗教教育と洗礼、婚姻、葬儀の通過儀礼維持における女性の役割）、フランスのカトリシズムの生活のなかに持ち上がり、修道院指導（女子修道会）ばかりか同様に信者たちのあいだにも採り入れられた[49]」。つまり、女性を評価するに当たって、個人としてよりも女性特有の資質として母性が重視され、女性全体としての評価基準がこの時期に作られるのである。そのルーツはあくまでもキリスト教であり、理想の女性としてのマリアであり、修道女だったのではないだろうか。

　ルソーのディスクールに見られるように、女性全体に明確に割り当てられた美徳──女性は、妻あるいは男子の母としてのみ社会的存在になりうるという点──は、宗教解釈のシステムによる社会的秩序の中で、女性の役割であると規定された、男性を基準にした従順さ、控えめであるという受動的で低評価の役割に符合している。また、それは、さまざまなディスクールが生み出した女性像が、女性の獲得できる文化資本[50]が男性と異なり、それも男性よりも相対的に低い評価しか得られ

なかったからにほかならないのである。

　とはいえ、かつて、能力のある女性がしばしばみなされていた魔女というモデルは、吉田によれば、「多くが男性の目から見たモデルであるが、男が作り出したものであるにしても、それは女性によって受容されなければ、社会的、文化的なものとして伝達されるはずがなく、それは、男女によって共有されている (51)」。であるからこそ、魔女は、社会的秩序を維持しようとする力によって否定され、それをすべての人が受け入れたことで魔女が魔女として成り立っていったのである。このように、一方向的な「思想」や「イデオロギー」の押しつけだけでは、その「思想」は成り立たず、他方でそれを受け入れるシステムが必要だということがわかる。つまり、女性たちはこうした「思想」を受け入れたのだ。それによってその「思想」は「本当のこと」として実現していくのである。

(4) 女性に課せられた労働——罪の贖（あがな）いとしての看護

　キリスト教に由来する伝統的な女性観は、女性を、罪深い女性存在の象徴としてエバの「穢れ」と聖母マリアに由来するといわれる「聖性」といった二面性を併せ持つ存在であるとみなしてきた。このような女性の二面性が言説化され、社会に浸透していく中で、他者への「世話(soins)」としての看護（soins）は、女性にふさわしい役割として、この二面性を同時に実践する——聖性の実現と穢れの贖罪——言い換えれば、犠牲と労働の具体的な行為とみなすようになった。ここから言えることは、女性は罪深く、その罪を贖うのは、母として身を犠牲にすることによってなされるということである。つまり、男性より劣ったとみなされてきた女性が他者から愛され必要とされるためには他者への奉仕が必要であり、同時に、聖母マリアに起因する母性ゆえの他者への献身が

求められたのだ。とりわけ、マリアの娘とされる修道女は修道院や施療院において、あるいは、病人宅を訪問して看護を行ったため、修道女による看護が世俗の人々の間で一般化し、浸透した。すなわち、修道女の看護を通して、看護という私的なあるいは日常的な行為が宗教性を帯びるようになるのである。

「病むこと」が「神の怒りの証拠として現われ、それらは犯された罪に対する懲罰として子孫に遺伝する[52]」と考えられていた時代には、現在のように、医学によって治療でき、快癒するといった「病い観」が支配していたのではない。「病い」は人知を超えた不可避の領域からもたらされた困難であり、と同時にそれは常にキリスト教信仰の中にあった。このような時代背景の中では、「医」に期待された役割は、副次的なものでしかなかった。その理由は、当時の「医」の知識や技術が信頼されていなかったことだけではなく、病むことが身体を通した神との交わりであるといった心性が優先されたことにある。そして、聖母マリアの娘であり、現世において愛を実践するために働く修道女は、神への聖なる勤めとして看護役割を与えられ、また、女性犯罪者は現世での罪を償い、看護による世話を通して神への信仰を深める方法として看護修道女の監督のもとで患者の世話に当たることもあったという。たとえば、サンラザール女子刑務所に収監された受刑者は、更正の一環として監督役の修道女のもとで看護を行っていた[53]。ゆえに、近代以前の看護は、家族による看護と看護修道女やそこに働く女性たちによる施設などでの看護であった。つまり、西洋社会における看護の起源というのは、キリスト教の精神に深くつながった修道院や施療院という「場」を通しての宗教的活動だったのである。一方で、看護修道女たちの行為は宗教が教会を超えて日常領域における看護にまで浸透し、世俗の世界に一般化し

たことをも示している。

註

(1) Foucault, M., "The Subject and Power", *Beyond Structuralism and Hermeneutics*, 1982, The University of Chicago, Chicago. M. フーコー「主体と権力」渥海和久訳、『思想』岩波書店、1984、4月号、p. 239-40。
(2) 12族長の1人、レビの子孫でイスラエルにおける祭司階級。初めはレビ人と祭司は同義語であったが、祭司がレビ族の1人アロンの子孫に限定されるようになってからは、祭司の下位にあって宗教的公務を果たす階級を指すようになった。レビ人は神殿での奉仕のほかに民の教育にもあたった。レビ人には代々後を受け継ぐような土地は与えられず、48の町に分散して住み、他の部族から農産物と家畜の10分の1を受けて生活していた（『聖書』1990、日本聖書協会、付録44）。
(3) 新約聖書：ルカによる福音12章30節から37節。
(4) 朝倉文市『修道院にみるヨーロッパの心』山川出版社、1996、p. 4。
(5) 『プロテスタンティズムと資本主義の精神』(1920)においてしばしば示される概念。M. ウェーバーは、ドイツの社会学者で、宗教、政治などをはじめ研究領域は多岐にわたった。
(6) 朝倉、前掲書、p. 11。
(7) 同書、p. 13。
(8) 同書、p. 16。
(9) Schipperges, H., *Die Kranken im Mittelater*, 1990, C. H. Beck'sche Verlagsbuchhandlung, München. H. シッパーゲス『中世の患者』濱中淑彦訳、人文書院、1993、p. 46。
(10) 同書、p. 243。
(11) この語の派生語は、以下のとおりである。
　INFIRMÉ, ÉE（ain-fir-mé）動詞 Infirmer の過去分詞。形容詞的用法として用いられる。「弱まった、弱った」、INFIRMER 他動詞（ain-fir-mé ラテン語の infirmare；接頭辞 in と「強固にする」という意味の firmare から成る）「弱める、〜から力や強固さを奪う、無力化する、無効にする、取り消す」、INFIRMERIE（ain-fir-me-rî、語基は infirme）女性名詞：共同体内にある、病人を集める場所のこと。具体的には、修道院の看護室、中等学校の医務室、兵営の医務室、徒刑場の病室。また、特別な世話を施すため、鉢や木箱を集めて保護する場所。

■第1章■看護の担い手　71

　Encyclopédie(『百科全書』)内の記述では、「医療施設(les infirmeries)が衛生上、最も好ましい条件を備える必要があることはたやすく理解できよう。というのも、健康維持のために健全な住居が必要であるとすればなおさら、病人の健康回復にとってこれらの条件が必須となるからである。実際、多少なりとも弱った人体は、澄んだ空気と日光にあたることを必要としている。病人は日夜同じ場所で過ごさざるをえないのであるから、できるだけよい条件で身を落ち着けるべきであり、治療は病人の生活環境が及ぼす良い作用に支えられてはじめて有効になるのである。したがって、医療施設は、第一に健康的な住まいに不可欠な条件を満たしていなければならず、とくに換気がよくなければならない。1箇所に集められた病人の体から発散する匂いや、立ち上がることのできない病人が使う携帯便座から漏れる臭気など、すべてが集まって病室での生活を不健康かつ危険なものにしてしまう。携帯便座の代わりに、臭いが漏れないように作られた蓋付きの容器が不可欠であろう。暖房もまた大切な問題のひとつである。多くの場合、一定で持続した気温は健康回復に欠かせないからである。医療施設は、気候と普段の風の向きを考慮しつつ、建物のなかで最も高くて風通しの良い場所に置かれるべきであろう。次は、最も重要な換気の問題である。すでに素晴らしいシステムがいくつか発明されたが、規則として定められることは、1人1人の病人が十分な量の清潔な空気を享受すべきことである。プメ氏(M. Poumet)によると、病室で、各病人が1時間あたり20立方メートル、摂氏16℃の清潔な空気を享受すべきということであった。この数値は不十分極まりないとみなされた。現在、病院では、病人が感染に晒される危険がより少ないという理由から、大部屋より小部屋のほうが望ましいことが証明されているようである。医療施設においてはむしろ逆の批判を与えるべきであろう。なぜなら、一般的にいって、一病室に収容可能と考えられる患者の数に対してあまりにも病室が小さすぎるからである。そもそも規則では、各床の間は常に1メートルの間隔を空けることになっている。寝台にはカーテンがついていなければならず、弾力性のあるマットレスつきの鉄製ベッドが好ましいであろう。便所は清潔に保たれるよう心を配るべきである」。
　またこれと関連する語として、INFIRMITÉ(ain-fir-mi-té－語基はinfirme)、女性名詞がある。「肉体的虚弱、身体の不自由、持病、身体のある部分やその機能を慢性的に損なう特有の疾患、老いによる衰弱、自然の不完全さ。ややあいまいなこの名称からは2段階の異なった病的状態を理解することができる。ひとつは不治の障害、すなわちある機能が欠落しているか完全に消滅してしまった結果として引き起こされる障害、もうひとつは単にその機能が一時的に消滅したことによって引き起こされる偶発的な障害である。とはいえ、これらの分類がいかに

非科学的なものであるかは指摘するまでもない。実際、障害を合理的に分類することはできないし、一般的な描写の対象にもなりえない。身体障害は、先天性の障害であるときは奇形と混同され、完治していない病気により生じた場合は疾病と混同される。またその治療法についても同様で、というのも盲目、聾唖、難聴、四肢の一部の欠落といった身体障害の治療に適用できる一般的な方法というものは存在しないからである。老いや、労働活動を不可能にし、生計を立てることをまったく不可能にするようなあらゆる事故と同じように、身体障害も公的援助の対象に数えられるべきであった。病院は急性疾患の患者のみを対象としているので、不治の障害者のためにホスピス（hospices）と呼ばれる慈善施設がつくられた。不幸な病人たちはその施設に無料で受け入れてもらえるのだ。パリでは、入院希望者は、慈善施設の中央事務局で交付される、不治の障害があることを証明する健康診断書の提出を求められる」。

(12)　シッパーゲス、前掲書、p. 248-49。
(13)　Hamilton, A. E., *Les Gardes-malades I-VII*, 1901, Vigot Frères, Paris, I-p. 85.
(14)　現在のブルゴーニュ地方、Saône-et-Loire 県の都市。
(15)　朝倉、前掲書。
(16)　Wise, T., *The Knights of Christ*, 1984, Osprey Publishing LTD, Oxford. T. ワイズ『聖騎士団　その光と影』稲葉義明訳、新紀元社、2001、p. 10.
(17)　Hamilton, *op. cit.*, I-p. 87.
(18)　死者と生者に同一の担架を使っていないことは、アルプス・マルティーヌ病院の記録によって確認されている。
(19)　シッパーゲス、前掲書、p. 250。
(20)　ここでは、「修道女（ルリジューズ religieuse）」と「姉妹（スール sœur）」を使い分けるが、一般の人である患者にとっては、おそらくその宗教的な意味合いの差はほとんど理解されていなかったのではないかと思われる。というのも、当時、看護の歴史を研究し、その研究で学位を取得したアミルトンであっても世俗ではない女性たちの活動を「聖職者（congréganiste）」としてひとくくりにして紹介し、「カトリックの ordre（教会に正規に認定された修道会）で構成された『姉妹（スール sœur）』」（Hamilton, *op. cit.*, II-p. 44）と書いているからである。よって、どちらも宗教的な存在として同様の組織に見られていたのであろう。なぜなら、カトリック教会から正規に認められた修道会に属する女性は、正しくは、「姉妹（スール sœur）」ではなく、「修道女（ルリジューズ religieuse）」とされていたからである。よって、本書では、看護修道女と修道女を併記しているが、

■第1章■看護の担い手　73

当時の一般人の目線で看護を見ていきたいので、両者を宗教教義的に厳密に分けることはしない。そもそも看護を行う、看護婦"infirmière"の呼称は、十字軍以降の女子修道院における社会的身分として表れたもので、厳密には、看護修道女（religieuse infirmière）と呼ばれていた。そして、本書で書かれている修道女は、religieuse infirmière というように infirmière という語がとくに明記されていなくても、何らかの形で看護にたずさわっている修道女であることをここにお断りしたいと思う。また、修道女と一口に言ってもさまざまな教派があり、その違いによって教義や生活様式も異なってくるのだが、個々の違いを論じることではなく、修道女として看護にたずさわる者たちの姿を見ていくことが本書の目的なので、教派の違いではなく、何らかの形で「献身の誓いを立てた女性」として論じたいと思う。

(21) Frésney, C. D. et Perrin, G., *Le métier de l'infirmière en France*, 1996, Presses Universitaires de France, Paris, pp. 13-14.
(22) 本書での聖書の引用は、日本聖書協会、1990年版による。
(23) これについてジャン・ドリュモー（Jean Delumeau）は「女性の体を穢れたものにすることによって、男性特に司祭の高潔さを表現しようと試みた」としている（J. ドリュモー『恐怖の歴史』永見文雄・西沢文昭訳、新評論、1996、pp. 567-80）。
(24) 佐藤典子「女性と医療——社会史的視点から」『社会学入門』弘文堂、1996。
(25) Shorter, E., *A History of Women's Bodies*, 1982, Basic Books, New York. E. ショーター『女の体の歴史』池上千寿子・太田英樹訳、勁草書房、1992、p. 15。
(26) Beauvoir, S., *Le Deuxième sexe (vol. I)*, 1949, Gallimard, Paris. S. ボーヴォワール『決定版　第二の性——I　事実と神話』ボーヴォワール『第二の性』を原文で読み直す会訳、新潮社、2001、p. 297。
(27) マリアという名は、ヘブライ語でミリアムと言い、古くは、モーセ五書にも見られ、出エジプト記において、エジプト脱出に成功した際、女預言者ミリアム（気高きもの、強きものの意）が喜びを表し、神に舞を捧げた（出エジプト記　15章20-21）ことから、イスラエルでは、伝統的に良い意味の名前として多くの女性の名となった（植田重雄『聖母マリヤ』岩波書店、1987、p. 63）。
(28) 植田、前掲書、p. 51。
(29) 「贖う」は、本来、経済活動に伴う法的義務を表し、誰かが零落して財産を処分することになったとき、親族がそれを買い戻すことを意味した（レビ記　25章24-34節）。世俗的な意味でこの語が使われるときは、「買い戻す」と訳すことが

できる。これが転じて、出エジプト記などの神の救済行為がこの語で表され（出エジプト記　6章6節）、神の救いの行為を一般的に意味するようになった。また、キッペルは、本来、「覆う」ことを意味し、「罪責を覆う」という発想から罪を不問にすることを意味するようになった。とくに、祭司による儀式を通じた贖罪行為を表す。

(30)　若桑みどり『象徴としての女性像』筑摩書房、2000、p. 190。

(31)　17世紀に、魔女の取締りに関してパリ高等法院は、「魔女であることは、自らを悪魔に捧げたことを意味する」と定義し、「悪魔的なもの（サバトに参加したと告白した場合）と呪術的なもの（ペテンと同義とされる）」を区別した（Fiero, A., *Dictionnaire de Paris*, 1996, Robert Laffont, Paris. A. フィエロ『パリ歴史事典』鹿島茂監訳、白水社、2000、pp. 687-88）。

(32)　魔女に対する憎悪と恐怖によって生まれたのが、15世紀ドイツの『魔女の槌』である。

(33)　上山安敏『魔女とキリスト教』人文書院、1993、p. 142。

(34)　Michelet, J., *La Sorcière*, 1862. J. ミシュレ『魔女』篠田浩一郎訳、現代思想社、1967、p. 11。

(35)　「箴言」30章15-16節の本文は、以下のとおりである。
　　　蛭(ひる)の娘はふたり。
　　　その名は、「与えよ」と「与えよ」。
　　　飽くことを知らぬものは、三つ。
　　　十分だと言わぬものは、四つ。
　　　陰府(よみ)、不妊の胎、水に飽いたことのない土地。
　　　決して十分だと言わない火。

(36)　内藤道雄『聖母マリアの系譜』八坂書房、2000、p. 150。

(37)　ミシュレ、前掲書、pp. 12-13。

(38)　同書、pp. 16-20。

(39)　シッパーゲス、前掲書、p. 272。

(40)　佐藤、前掲書。

(41)　Duby, G. et Perrot, M., *Femmes et histoire*, 1993, Librairie Plon, Paris. G. デュビィ、M. ペロー『「女の歴史」を批判する』小倉和子訳、藤原書店、1996。

(42)　2つ目は、子どもの人格形成にとって、最初の養育担当者と子ども自身との関係がきわめて重要な役割を果たすと考えられ、近代家族において養育に当たるのが多くの場合、母親であるところから、養育者が子どもに示す全面的保護と受

容の姿勢を「母性」と呼ぶことがあるという意味である。3つ目は、母が子に接する態度と父が子に接する態度を対比的に抽象化し、それぞれを母性原理、父性原理と名づけ、さまざまの文化をこの両原理との関係で分析しようとする文化論を言う。さらに、4つ目は、生命科学の著しい発達によって、人工授精や遺伝子操作によって誕生した子どもがいる場合、その「母」は何を指示するのかという問題において語られる（森岡清美編『新社会学辞典』有斐閣、1993、p. 1350)。

(43) Ariès, P., *L'enfant et la vie familiale sous l'ancien régime*, 1960, Seuil, Paris. P. アリエス『〈子供〉の誕生』杉山光信ほか訳、みすず書房、1980、p. 384。さらに、「小ブルジョワの家庭で乳児を預ける習慣がみられた」事例に関してはp. 351を参照のこと。

(44) E. バダンテール「神話化された母性」(1981年11月24日アテネフランセ講演原稿)、浜名優美訳『現代思想』第10巻第1号、青土社、1982、pp. 121-124。

(45) Knibiehler, Y. et Fouquet, C., *Histoire des Mères — du Moyen Ages à nos jours*, 1977, Editions Montalba. Y. クニビレール、C. フーケ『母親の社会史　中世から現代まで』中嶋公子・宮本由美他訳、筑摩書房、1994、p. 179。

(46) フレスは、ルソーについて「理性的な男性は、自然に従属しているという烙印を押して女性を周縁化し、自然に関して語るように女性に関して語っている。つまり、支配すべきなのだ。まるで自然に関してのように」と述べている(Fraisse, G., *La différence des sexes*, 1996, Presses Universitaires de France, Paris. G. フレス『性の差異』小野ゆり子訳、現代企画室、2000、p. 79)。ルソーに始まって女性を「自然」であると定義し、男性と対置させる議論に関しては本書の主たる論点ではないので取り上げない。この「自然と文化」というギリシャ哲学以来、西洋思想を大きく左右してきたテーマは、レヴィ＝ストロースの『親族の基本構造』によって人類学へ、さらにフェミニスト人類学の領域においても論じられるようになる。フェミニスト人類学の成果については、エドウィン・アードナーほか著『男が文化で女は自然か？』山崎カヲル訳、晶文社、1987を参照のこと。

(47) Rousseau, J. J., *Émile ou de l'éducation*, 1762. J. J. ルソー『エミール　下』今野一雄訳、岩波書店、1964、pp. 7-8。

(48) 同書、p. 21。

(49) Montclos, X., *Histoire Religieuse de la France* (Collection Que sais-je?, No 2123), 1988, Presses Universitaires de France. X. モンクロ『フランス宗教史』波木居純一訳、白水社、文庫クセジュ793、1997、pp. 104-05。

(50) 本書第4章参照のこと。
(51) 吉田禎吾『魔性の文化誌』研究社出版、1976、p. 132。
(52) Muchembled, R., *L'invention de l'homme moderne: sensibilités, mœurs et comportements collectifs sous l'Ancien Régime*, 1988, Arthème Fayard, Paris. R. ミュッシャンブレッド『近代人の誕生——フランス民衆社会と習俗の文明化』石井洋二郎訳、筑摩書房、1992、p. 290。
(53) Ripa, Y., *La ronde des folles Femmes, folie et enfermement au XIXe siècle (1838-1870)*, 1986, Aubièr, Paris. Y. リーパ『女性と狂気 19世紀フランスの逸脱者たち』和田ゆりえ・谷川多佳子訳、平凡社、1993、p. 225。

■第 2 章■
看護の医療化

Ⅰ．伝統的な「医」

　前章では、看護が誰によってどのように行われてきたかを見てきたが、看護以外の「医」はいかにして行われてきたのか。さらに、看護を含めたこれまでの「医」が近代化以降、どのように変化し、またその変化がどのような時代の流れの中で行われていくのかについて社会全体の状況を考察したいと思う。
　「医」は、近代化の中でしだいに1つの知と技術の体系としてまとまっていくのであるが、それ以前の「医」はいかなるものであったのか、いくつかの観点からそのあり方を見ていきたい。

1．「正規の医師」と「経験医」

(1) 内科医

　それでは、近代化以前に「医」を担っていたのはどのような者たちだっただろう。前章では、現代の看護や医療の一部に該当するような行為は修道院においてなされていたということを述べたが、それ以外にはどのようになされていたのだろうか。革命前のフランスでは医師と呼べる者は、大学においてラテン語の講義を受けたごくわずかな者で、現代でいう、いわゆる内科医（médecin）であり、その内科医は、病人の家庭に呼ばれて馬車で往診に向かうことが一般的であった。しかし、こうした内科医の診察を受けられるのは、身分の高い者たちがほとんどだっ

たといわれている。その内科医の行う実際の治療はどのようなものであったかというと、彼らの手法は、「典籍医学[1]」と呼ばれ、18世紀の思想家メルシエによれば、「一般人にはわからない意味不明のラテン語をつぶやいて処方箋を書く」ことが主なもので、彼ら自身が実際に手を使って治療を行うなど、処置をすることはほとんどなく、せいぜい脈を取るくらいであったといわれている[2]。なぜなら、手を使うということは身分の低い者の行うことであったので、彼らのように身分の高い者が病人に触れるということは考えられないことだったからである。

　現代のように医学部を出て医師の資格を取るというシステムに近い形ができ上がるのは、9世紀以降にイタリアのサレルノ医学校で、フランスでは、1220年にモンペリエ医学校、1280年にパリ医学校で医学を教えるようになってからだといわれている。前章で述べたように、6世紀の半ばから修道院をはじめとする宗教的な場で聖職者が「医」を実践することが徐々に一般的になり、聖職と医術は深く結びついた。しかし、ギリシャ・アラビア医学の影響によって、10世紀以降に各地に建設された医学校の宗教性は徐々にではあるが薄れていく。また、1231年のフレデリック2世の法令によって確立された「医」を行う者の公的な免許制の導入がそれに拍車をかけた。一方、エントラルゴの示すように、教会は12世紀から13世紀にわたって聖職者の医療活動を禁止したのだが、そのことが、いかに聖職医術が広く行われていたかを示しているといえるであろう[3]。また、1376年のルイ・ダンジュー公の勅令によって初めて毎年1人の死刑囚の解剖が公に認められたものの、その全般的な禁止は1480年まで続いた。それまで解剖といえば、身分が低いとされる者、たとえば、死刑執行人などが実際に死体にメスを入れ、内科医が解説するという方法で行われていた。というのも、1163年のトゥールの宗教会議において「教会は血を忌む」と宣言されたから

である。一種の聖職者でもあり、教会に属していることになっていた内科医にとって、手を使い、後述のさまざまな実際の治療を行うことは違背行為であり、当時は、この決定に逆らって医術を行うことは不可能であった。ラテン語を使って学ぶということがまさに、宗教性を象徴する行為だったのである。

　それでは、18世紀の医師の養成は、どのように行われていたのだろうか。革命を境に医学や「医」のあり方は大きく変化するのであるが、18世紀には、医科大学を厳格に運営し、医師の養成を規定するマルリーの法令が1707年3月に成立した。これには、多くの経験医やいかさま医者と呼ばれる者たちによる「医」を取り締まる意味もあった。フランス国内の大学の医学部において、講座の欠員が出た場合には、すぐにコンクールによって次の学生を補充することが指令として出された。養成は、3年間の教育期間が設けられ、4カ月ごとに登録を受けて、在学状況が確認されることによって学位が授与される。解剖学、化学的薬理学、ガレノス的薬学、植物実験などの講義課目が設置されていた。法令の第26条には、「なんぴとも学士の学位を取得せずに医学を実践してはならないし、たとえ無償でも、薬を投与することは許されない」とある。しかし、この法令は以下の4つの点で守られていなかった。「いかさま師は繁盛しつづけている。大学で行なわれる標準的教育は臨床上の必要に答えないし、新しい発見にも適応していない。医学部が多すぎるため、至るところで満足の行くような教育が行なわれるわけにいかない。汚職が流布している（講座を金で手に入れる。教授たちは授業料をとって講義をする。学生たちは自分の試験を金で買いとり、卒業論文を貧乏な医師たちに書かせる）[4]」などである。このような状況では、たとえ医学部を卒業して医師になったとしても、その能力は水準以下ということもあったのである。

(2) 民間の治療者 (guérisseur)

　中世においては、さまざまな迷信によって病いや死が考えられていたため、「経験医 (empirique)[5]」や「いかさま医者 (charlatan)」と呼ばれるいわゆる「正規の医師」ではない、民間の治療者たちの活躍を許す環境があった。しかし、こうしたもぐりの医師がすべていんちきで病人をだますために存在していたということはできない。ローマ帝国の崩壊から始まるといわれる10世紀にも及ぶ中世という時代は神秘主義的な側面が強く、とくに、医師による診断と処方が受けられるのは一部の富裕階級のみであり、それ以外の民衆たちは主に経験医の診察を受けていたからである。正規の医師が権威的で謝礼も高く、また、その診察内容に納得がいかない者たちは評判の高い経験医などの民間医の存在を求めて、正規の内科医以上に信頼していたという。また、正規の医師でなくても、評判が高い治療者たちは王侯貴族の信頼を受け、貴族に叙せられることもあったのである[6]。

2.「医」の技能とその担い手

(1) 体液論

　長年、病いの診断は、その原因ではなく、現代でいうところの症状の分類にとどまっていた。マクマナーズによれば、「熱病は、『胆汁過多』、『悪臭性』、『老人性』、『赤色』、『紫色』、『間歇性』、『悪性』、『炎症性』」などと記されている[7]。病いは、古代の四体液説[8]に基づいて診断され、体液のバランスによってその病因が特定されていた。「悪い血」を体外に放出させることによって病いが治ると考えられていたので、排泄

が最も重要な治療の決め手であった。

　中世の「医」は四体液説を単に治療の方法として受け継いだだけでなく、そこに宗教的な解釈を新たに付与していた。こうした四体液の解釈を池上は次のように述べている。その概念は、「肉体を世界を同化し世界と親和する媒体とみなし、したがって病気とは罪のもたらした無秩序な欠如態で、世界との連絡を妨害するものであった。四体液の調和がくずれるのは、もとをただせば、原罪によるのである。ゆえに、医学は人間学であり、肉体と魂双方の治療であるゆえキリスト教の管轄下に入った(9)」。そのような中で、実際にかのルイ14世は、生涯に2000回に及ぶ下剤の投与と並んで、何十リットルもの瀉血(しゃけつ)を行い、当時としては恐るべき長寿（享年74歳）を誇ったといわれている。ちょっとした手術、瀉血や焼灼(しょうしゃく)（傷口に焼きごてをあてて腐食を防ぐ術）や吸い玉（鐘形の小さな放血器または瀉血器の中でアルコールなどを燃やして皮膚につけ、陰圧で血を吸い寄せる）は、床屋によって行われていた。床屋（barbier）あるいは、床屋外科（barbier-chirurgien）と呼ばれる外科医の祖が、床屋でひげをあたることと剃刀を使った瀉血(10)をしたことなどが、当時、投薬以外に行われた数少ない「医」の実践であったといえよう。

(2) 外科術と外科医

　従来の唯一の正規医師である内科医と実際の治療を行っていた外科が1つの医師資格として統合されるまで、外科は何世紀にもわたって非常に低い身分に留められたままだった。そもそも、外科（chirurgien）という語は「手を使う」というギリシャ語から発生しているように、内科医の行為が手を使わない仕事であるとすれば、外科術は実際に手を使って病人の体に触れ、前述のさまざまな処置を施したのであった。いわ

ば、当時の「医」は内科医の指示を助手としての床屋、床屋外科が実際に行うという形でなされていた。

14世紀になって医学校が外科を行う者たちを教育するようになると、ラテン語で講義を行うために通訳を必要とした。それまでの、内科医だけの医学部の講義では、受講者はすべてラテン語ができたのでこのようなことは考えられなかった。しかし、実践においては外科医たちが上回り、内科医との差が開いていったので、外科医となった者たちは、外科医の同業組合を作り、末端の施術者である床屋や床屋外科と内科医との間に立って、外科医を志す者に、従来の床屋の仕事である髭剃りや理髪を行うことを辞めさせ、治療のための外科術に専念し、自らの身分の正統性を主張した。1731年になって王立外科アカデミーが設立されると、外科医の地位はしだいに上昇し、やがて、19世紀にはそれまで医学部で学ぶ、唯一の正当な医師であった内科医と統合され、1つの医師資格となった。

(3)「医」の行われる場

それでは、「医」の行われる場とは、どのようなところであったのだろうか。近代化以前において、現代の私たちが考えるような治療を目的とし、実際に治癒して社会に戻っていくことのできるような、いわゆる、病院というものは存在しなかった。そこは、現代のように治すというよりも、第一義的には病人を収容するための施設であり、それが修道院や修道院に付随するオテル・デューなどの施設であり、時には修道院そのものがその機能を果たしていたのである。そこには、病人、とくに不治の病いと判断され、家族などから見捨てられたような者や身寄りのない者たちだけでなく、行き倒れの旅人、孤児、時には犯罪を犯したとされる者、精神を病んでいると判断された者たちが収容所としての施

療院に収容された。これらの収容施設が治療のための現代の病院のような施設になるのは 18 世紀末以降であるが、それまでは教会の規制を受けなければならなかったといわれている。たとえば蔵持は、1566 年、過酷な異端審問で名を馳せた時の教皇ピウス 5 世が、医師たちに対し、病いを得て、なおも信仰告白をしようとしない病人に対しては、3 度以上往診してはならないとの回勅を出していると述べており、宗教と当時の「医」が密接に結びつき、それが自明に行われていることを示している[11]。

II. 革命後の変化とライシザシオン

　やがて、身体や病いに対する解釈の変化、知識の増大、技術の発明・発展によって、伝染病やさまざまな病いで命を落としたりすることは減少する。こうした変化を促した要因の 1 つには、革命による社会全体の枠組みの変化が挙げられるだろう。その結果、物事を宗教的な枠組みで解釈することが禁じられる（もちろん、こうした変化は一度に行われたのではなく、反動で教権が力を持つこともあったのだが）。人々は、革命によって王政を倒したことで、それと深く結びついていた宗教的な支配から脱却しようとし、民衆の力で新しい社会を作ろうとした。この動きの中で従来の宗教的な身体観、病い観もまた、一見、宗教的な意味合いを持たない価値観へと変化する。本節では、革命によって始まる「ライシザシオン（laïcisation）」と呼ばれる独特の「社会の世俗化（社会が宗教とは関わりなく営まれるように変化すること）あるいは脱宗教化」を中心に、ライシテという思想がもたらした変化とその意味につい

て考えたいと思う。なぜなら、看護はこうした歴史の変化の中でその役割や担い手の属性を変化させ、看護とそれに付随するものが近代化において変化する契機がそこに見られるからである。また、同時に、人々の暮らし、とくに女性がこの時代にどのように生きたのかについても考察したい。

1. 革命による変化

(1) 革命までの社会の動き

　革命以前のアンシャン・レジーム（旧体制）の下、人々の一生は教会とともにあった。出生後の洗礼、初聖体拝領、献身式、婚姻の儀式、終油の秘蹟、そして葬儀といったように人生の節目はカトリックの儀式によって営まれた。教会の教区簿冊には、氏名とその各種儀式の年月日がすべて記され、この時代の人々の暮らし、人生を把握し、それは戸籍のような役割を果たした。とりわけ、1667年の民事王令以降、諸々の王令はミサの際に教会の祭壇から伝えられることとなり、教会が王政と民衆をつなぐ役割を象徴的にだけでなく、実務上も果たしたのである。こうして、教会は、個々人の信仰の場というだけではなく、絶対王政の中で民衆に最も近い行政機構として機能する。
　また、教会は、教区ごとに、教区民に読み書きなどの簡単な教育を施す「小さな学校」を運営していた。これは、個々人のための教育を目的としているというよりは、教理問答などのキリスト教の教えを効率よく教えていくためにあった。とはいえ、言語・文化などの点で一元化されていない18世紀のフランスでは、地域によっては早くから脱キリスト教的な文化を持ち、革命とはかかわりなく、非宗教化されていたところ

もあり、革命によっていっせいに社会のあり方が変わったというわけではなかった。それでは、革命後には社会はどのように変化したのだろうか。

(2) 革命による社会の変化

　服部らによれば、18世紀前半の時代は、人口の飛躍的増加、経済の高度成長、科学技術の革新に裏打ちされた安定化傾向があり、「閉塞社会」から「開放社会」への転換であると位置づけられている。アンシャン・レジームの閉じられた社会は、従来の絶対王政がしだいに力を失っていくと同時に、都市部への人口の流入やブルジョワが推進した都市化によって開かれていった。そして、18世紀半ばに興った「啓蒙思想」は、理性を基礎に人間のはてしない進歩と幸福を信じる楽観主義的な思潮であり、現実を丹念に分析し探求することから出発して、普遍的な真理である自然の理法を発見しようとする科学的・合理的な方法論を提起した[12]。

　モンテスキューやルソー、ヴォルテールといった知識人たちは、従来の価値観から脱却しようとし、とくに、「自由と所有」という新しい概念によってキリスト教的な世界観と異なった思想を説いていく。一方で、庶民の生活も大きく変わり、教会がそれまで重きを置いてきた倫理観とかけ離れた生活が徐々に行われていくようになる。とりわけ象徴的であるのは、1785年、非衛生的との理由でパリの都心にあった聖イノサン墓地が撤去されたことは、死への無関心を示す典型的な事例であり、宗教的な信仰よりも、実際的な衛生、科学と呼ばれる合理性のほうが重視されたということを示している[13]。死そのものや死にまつわる事柄をキリスト教の教えと離れたところで思考することは、教会の庇護の下に人々の生死（身体や病いも含めて）が存在するのではなく、個人

が自己の生死についてそれぞれ思考し、行動するという脱宗教的な側面が出現したことにほかならない。さらに、それが革命に向かう流れの中で大きな要素となったことは特筆すべきことだろう。

やがて、1792年のヴァルミーの戦いに勝利した9月20日には「戸籍の世俗化と離婚に関する法令」が宣言され、戸籍管理が世俗化し、人々の生と死の掌握が教会から政府の手に移った。これは、制度上、施行者が移行しただけでなく、それまでは神の前において結婚が誓われ、その正統性が語られていたが、これ以降は、結婚は法律上のいわば民事契約となった。同時に、離婚およびその後の再婚が認められるようになり、神の前で誓う神聖な結婚およびそのあとの家族作りがそれ以前とはまったく様相を変えてしまったのである。また革命後に、人々の教育は公教育となり、個々人のための教育という社会福祉的な意味合いだけでなく、過去から続く宗教的な生活を断ち切るという目的もあって教育が行われることとなった。

フランス革命によって決定的となった法学者を中心とした教会財産の国有化の動きは、社会におけるカトリック教会の支配体制を終わらせようとした。1789年に教会はすべての教会財産を失い、その財産は国家にゆだねられ、また教会の慈善団体は解体され、修道会は廃止されたが（1790年）、教会側の激しい抵抗の結果、修道士と盛式誓願修道女は自由に定住することが許された。しかし、世俗化は社会に浸透し、カトリックそのものへの特権的な地位は従来どおりには残らなかった。その中で社会はどのように世俗化を進めていったのだろうか。

(3) 革命による「医」の変化

国民議会の貧民救済委員会は、医の中央集権的な組織として成立する。病いの養生は家庭が原則であるが、貧しい者や家庭のない病人の

治療をいかに行うかが検討された。フーコーによれば、国家というものは、社会的および集団的義務によって「不幸な者」とつながっているのであるから、各人に必要な援助を保証し、管理の責任を負う中心行政機関をこしらえ、それが国家の恒久的な、医学・経済的意識ともいうべきものを形成することになった(14)。しかし、立法議会は、施療院、牢獄、流行病患者、浮浪者などを従来のように一緒に管理することを嫌い、病人、とりわけ貧しい病人への援助を行うように提案した。これによってはじめて、施療院の内部において対象者の属性が分類されることになる。さらに、医師が中心となってその者にふさわしい援助の手を差し伸べるようになり、彼らは、「行政医官（médecin-magistrat）」と呼ばれた。主な仕事は、素人に病人を任せることなく、また、援助が不必要な者に不当に配分されないようにするという二重の任務を担う。「医」を行う者が、政治的な役割を帯びるようになったのである。こうして「医」はあらゆる面で行政機構に組み込まれていく。

2. ライシテとは

革命後の社会において使われるようになった「ライシテ（laïcité）(15)」という語であるが、これがフランスの「世俗化」状況を最も端的に示している語といえるであろう。長谷川によれば、ライシテは laïc あるいは laïque という形容詞から派生した言葉で、その語源はギリシャ語の「laos」であるという。ラオスとは、「聖職者に対する人民」を意味し、その後、ラテン語の「laicus」を経て中世にはフランス語になった。この語が指し示す内容は3つの段階において見られる現象である。

第一段階は、革命期（1789〜1801年）で、教会や封建勢力に対抗する新興勢力が信教の自由を権利として明文化し、民衆の生活全般に影

響を及ぼしていたカトリックの影響を排除しようと闘った。第二段階は、「コンコルダ（政教協約）期（1801～1905年）」である。コンコルダとは、激しく対立した教権勢力と政府勢力の間で交わされた相互不干渉の協約である。そして、政教分離法が制定された1905年以降が第三段階である。

これまで見てきたように、革命以前の社会で、教会勢力は政権を握っていた王権に深く介入していて、人々の生活も教会つまりカトリックの教えを中心に行われていた。革命後、カトリック教会の宗教性を排除する動きがあり、革命政府は、たとえば西暦を廃止し、革命暦を用いるなどして、これまでの宗教的な生活のあり方を一変させようとする。また、教会財産の没収など、宗教的な力を社会からそぎ落とそうとするのが、この第一段階であった。この混乱の中で、第二段階に進ませるのがナポレオンであり、1802年に結ばれたコンコルダは、ローマ教皇ピウス7世にカトリシズムの権威的な性格を保持させ、「フランス人の大多数の宗教」であると認めさせるものであった。さらに、第一統領たる教皇にフランス全土の司教団を前もって辞めさせる権限を認めたが、これは、「教皇至上主義(ウルトラモンタニズム)」を容認する措置である。いったんは収拾がつくかに見えた両者の関係であるが、その後、ナポレオンが倒れ、また、王政復古（1814～48年）するなど混乱は続く[16]。福井によれば、19世紀前半は、すべてのカトリック圏で信仰の再活性化が生じ、巡礼運動や信心会の活動が見られたという[17]。その中で微妙なバランスを取りながら、宗教的な影響力は完全に絶たれることなく、修道院や学校、病院などの施設において宗教性は薄まりつつも消滅しなかった。

こうして、宗教的な信心による国家体制ではなく、皆が個人として尊重され、平等に生きていくための国家を創っていくことが目的とされたのである。こうした政教分離を表す言葉として「ライシテ」という語が

使用されるが、これは、国が宗教から独立していることを表すだけではない。国家や市民の公共空間から宗教性を排除し、それゆえに、個人が私的空間においてはその信教の自由が保障されるという考え方を示している。

3. 社会における世俗化のゆくえ

革命後、教会は全財産を失うと同時に、教区民からの10分の1税収納権、独自の裁判権など種々の特権をも失った。しかし、たびたび起こる教会復興の波によって、19世紀には新たな修道会や司教の信心会が教育や国外での宣教を志すようになり、モンクロは、1808年には1万3000人にも達しなかった修道女や信心会女子の数が、1880年には13万人をはるかに超えたと述べている[18]。

とはいえ、第三共和政下における公教育政策は、修道会の教育を排除することであり、たとえば、ブルヌーヴィルは、修道女であれば教員資格を問われずに教員となることができるといったこれまでの慣習を非難し、廃止していくことを決定した[19]。これらは、必ずしも、反キリスト教を謳ったものではなかったが、1884年、ジュール・フェリーの下でなされた「初等教育の無償、義務、世俗化（laïcisation de l'enseignement）」（フェリー法）など、オポルテュニスト（穏健共和派）による一連の政策は、カトリック保守派の強い反発を買っていた。これによってこれまでのコンコルダが揺らぎ、1901年7月の結社法において修道会は政府の認可制の下に置かれ、1902年以降、2500以上の宗教団体関連の学校が閉鎖され、1904年7月の修道会教育禁止法は教育から修道会の影響を一切排除した。さらに、1905年12月には政教分離法が成立し、教会財産の没収が行われた。服部らによれば、政教

分離法のポイントは次の2点に集約される。

(1) 国家・県・自治体はいっさい宗教予算を支出せず、信仰を私的領域のものに限定する（聖職者の政治活動は禁止され、宗教的祭儀の公的性格はいっさい剥奪される）。(2) 教会財産の管理や組織の運営は、信徒会に委ねられる。

これによって、19世紀の政教関係を規定してきたナポレオンのコンコルダ（1801年）が破棄され、16世紀以来のガリガニスム（フランス国教主義）が最終的に解体されることになった[20]。そして、山本の示すように急進的共和政における三大立法である結社法、修道会教育禁止法、政教分離法はもとより密接な関係を相互に有し、とくに、政教分離法はフランス革命以来の共和主義者による反教権政策の総仕上げとなったはずなのだが、カトリック教会側としては、多少の譲歩だけでは受け入れられず、その後も宗教戦争は再燃する[21]。それは軍隊の投入によって鎮圧されるほどの規模であった。そのため、前述の1901年法と1904年法も、その厳格な適用が見送られ、教会の影響力は消えなかった。

Ⅲ.「医」と身体をめぐる変化

社会の世俗化といった変化は、「医」のあり方にも影響を及ぼした。「医」は近代化によって大きな転換期を迎える。その変化はいかなるものであり、また、それは「医」を行う「場」に、あるいはその担い手にどのような変化をもたらしたのかを考察する。

1.「科学」の台頭——宗教的影響力の衰退

　その変化の1つというのは、革命後の非宗教化の影響でこれまで禁忌とされていたことが行われるようになったことである。これまでの歴史を服部らは、「神授王権がカトリックによって聖別されたように、革命後の共和国は科学によって聖別された」と表現する[22]。このような流れの中で、「医」は、どのように変化したのだろうか。宗教的な価値観は、絶対的な存在である神を中心としており、神が創り給うた創造物である人体の中身や仕組みを知ろうとすることは公には禁じられている。革命後にこうした価値観が崩れると、今までほとんど正確に知られることのなかった人体の仕組みや、病いのメカニズムを知ろうとする動きが起こった。一方、さまざまな研究分野で試行錯誤がなされることによって、結果的に身体や病いについてわかるようになってきた。こうして、今度は宗教に代わるかのように、科学が人々に影響を与えるようになったのである。

清潔概念の変容

　革命を境にしたさまざまな変化は、生活に大きな影響を及ぼした。たとえば、衛生概念として重要視される「清潔」さは、17世紀には現代とはかなり異なった概念ととらえられていた。というのは、当時は「清潔」さは目で見えることによって表すものであり、他人の目に触れるような「衣服を取り替えること」、「白い布で顔を拭くこと」などを「清潔」ととらえていたのである。このことは何を意味するのだろう。単に、300年ほど前の衛生観念が現代と比べて「後れていた」ということなのだろうか。おそらく、当時の資料からわかることは、「清潔」とは、現代のような「衛生」の範疇にある概念ではなく、「文化的」な概

念だったということである。そこでは、後れているあるいは進んでいるといった考えの入る余地がない、まったく異なった観点から物事が考えられていた。

　ヴィガレロによれば、当時、清潔の基準を定めたのは、衛生学者ではなく、礼儀作法書の執筆者であった[23]。つまり、現代と17世紀においては、社会の「清潔」の意味するカテゴリーが異なっていたのであり、当時、「清潔」は一部の貴族だけが問題とするものであった。後世の公衆衛生を維持するための「清潔」概念ではなかったのである。ヴィガレロは言う。「清潔は文明化の過程を反映する。身体的な感覚が徐々に形成され、磨きをかけられ、ひたすら繊細になっていく過程。清潔の歴史とは、振る舞いが垢抜けし、私的な空間が拡大し、自己拘束が厳しくなっていく歴史である。自分のために身づくろいすること。この作業が肌に密着した世界と社会のあいだにあって、だんだん密度の濃いものになっていく。(中略) おおざっぱにいえば、身体を定期的に洗う清潔の習慣は、下着の着替えと白さを重視する清潔の習慣よりも鋭敏で、自己拘束が強められた習慣なのである」。

　18世紀以降、下着から皮膚へ、身体を隔てていた1枚の布がなくなるとき、自己の身体への圧力は強化され、拘束の根拠となる知の体系も変化していく。しかし、こうした「清潔」概念の変化は、単に人々の「清潔観」だけが変化したのではなく、あるいは変化させられたのでもない。それだけでなく、身体のイメージや身体を取り巻く環境(「医」や病いのイメージ、生と死のイメージ)全体が変わったのである。社会のこうした諸々の要素が変化することによって、さらにその変化が相互に働きかけるという結果を生んだといえよう。

「水の征服」

　さらに、水を例に挙げてみると、かつて水はキリスト教の教えの中で

「洗礼を施す水だけが罪びとたる人間の身体を洗う」といった、宗教的な清めの儀式のコンテクストの中で論じられた。また、長い間、万物の基礎となる四大エレメントの1つであるというギリシャ哲学起源の思想に影響された物であった。ところが、18世紀末にラヴォワジエが水を「酸素」と「水素」に分けてから、「水」に対する考え方ははっきりと変化した。ラヴォワジエの発見は、グベールによれば、化学のみならず、農学、工業、衛生、医学をも混乱に陥れたからである。しかし、それは、水を支配し、清浄化し、保存することを可能とし、同時に健康基準に若干の改善をもたらすことになった[24]。こうした知識は、水を浄化することに関心のある者、たとえば、船乗りなど、航海において新鮮に水を保つための方法を常に考えている者たちに役立てられていく。

　16、17世紀においては、水は身体の中に浸透すると考えられていたので、「清潔」になるために欠かせない「入浴」に関する考えもおのずと現代とは異なっていた。当時のエリートにとって「風呂につかった身体とは、液体に侵入された固体にほかならず、入浴は皮膚を完全に『開け放つ』とされていたからである[25]」。一方、19世紀になると、疫病の原因を水に見出すことによって、「水」がきれいな水と汚い水に分けられるようになり、水治療なども盛んに行われるようになった。また、当時の細菌学の隆盛が、関心の対象を「見える」ものから「見えざるもの」へと変化させていったのである。つまり、一見してどのような性質かわからない水を、顕微鏡を覗くことによって「清浄なもの」と「不浄なもの」に分け、身体の健康にふさわしい水を見出すことができるようになったのだ。かくして「世俗化」された水は、「医」をめぐる変化に影響を与え、また与えられながら清潔の価値を具現するものとなり、衛生を象徴するものとなった。

　18世紀後半から行われる人間による「水の征服」過程は、本来別の

ものであった清潔という文化的概念に、衛生という医学的概念が混ざり合っていく過程と一致している。もちろん、水が世俗化される以前の宗教的な、神秘的な要素が、時代の流れとともに消えたわけではない。今日でもそれは共存しているであろう。しかし、重要なことは、宗教の時代の見方だけでは、水について語れなくなったということであろう。水がもたらす「清潔」観が身体をくまなく覆い、やがて来る医療化の時代と科学の時代の水が相互に浸透するのである。

2.「医」の社会的変化──「医療化」とは

さて、上記のような「清潔さ」や「水」をめぐる社会的変化は、「医」の分野にどのような影響をもたらしただろうか。清潔や水の概念をはじめ、従来の見方が変化したことは、「医」や身体にも観念のレベルだけでなく、生活レベルでの変化を生み出した。イリイチは、著書『脱病院化社会』で医療化社会について述べ、現代の医療が生活のあらゆる局面に拡大[26]し、それを自発的に人々が受容していく様を批判的にとらえ、その医療の社会的関与の拡大化に伴い、さらに「医療化」が進行していると記している[27]。またフーコーも、論文「18世紀における健康の政治」において、近代医学以前は、対象である身体も自然なものと考えられていたが、医療の社会化に伴って社会的なものになったとして、18世紀以降の社会の変化は、「医」の分野においても大きな変化をもたらしたことを記している[28]。その変化をここでは「医療化」と呼び、いくつかの要素に分けて考えていく。

そもそも、「医療化」とは何なのだろうか。一言でいえば、それは、さまざまなものが「医」の対象となることである。とくに、病いは身体全体の問題から局部的な疾患に置き換わり、診断方法も体液論など全

体のバランスで判断する方法から、「正常」か「逸脱」もしくは「病理」に分けるといった方法に変化した。その結果として、飛躍的に「医」は「治せない」あるいは「治るかどうかわからない」ものから、「治せる」ものへと変化した。こうして近代医学の効果が認められると、「医」は近代医療として体系化されていく。たとえば、医療を担う医師は、人々に個人の健康と他人の健康のために守らねばならない衛生上の規範を教えるべき存在となり、食料や住居の衛生管理と、病気の際に医療看護を受けるよう、勧める者となった[29]。しだいに社会に浸透する近代医療の自明性[30]は、さらなる近代医学への信頼へと向かわせ、ドゥーデンによれば、健康に対する責任を医学に負わせることなくして、西洋近代の身体は成立しないという時代を迎える[31]。また、19世紀における外科学の革命的な発見[32]などもあり、飛躍的に技術の発達や知識の体系化によって外科学を中心とした「医」が拡大・発展し、「医」そのものに対しての評価が変わった。こうして、従来の「医」は大きくそのあり方を変え、身体とその生に関わる大きな技術の体系、政策としての「医療」として成り立っていく。また、そのことが社会において医療を施す医師への信頼となり、医療化を促進させる結果となった。

さらに、「医療化」とはどのような変化であるかを、以下の4つの観点から考察する。

(1) 病院化――「収容所」から治療施設へ

医療化のうち、本書の主題にとってとくに重要なのは、近代以降に収容所としてのあり方から治療施設として、その機能を変化させた病院の医療化であろう。

18世紀末から19世紀前半には、フランスはヨーロッパにおける医学の中心であったが、とりわけ19世紀初頭には、パリ学派が病院で患

者の治療をするという当時としては画期的な「医」の方法を行い、病院を中心に医学の研究と実践、教育を展開する。これをフーコーは「臨床医学の誕生（Naissance de la clinique）」と呼んでいる[33]。cliniqueとは、ギリシャ語源で寝台を示し、そこに横たわる者を観察するという意味である。病院は、臨床の場となり、社会的に周辺化された。行き倒れの旅人や貧者など行き場のない者の収容所となっていたものが、治療の実践の場となった。やがて、さまざまな治療法や薬品の発明・発見によって「医」のあり方が変化した。それまで治らなかった種々の病いが医師によって治療できるものとなり、病気は悪化するものではなく、回復の見込みがあるものとなるのである。

19世紀になって、医師が行う治療行為によって、それまで収容所としての要素が強かった病院に治療機関としての役割が加わった[34]。そのため、病人よりも病気（maladie）、中でも、部分的な「疾病（disease）」を重視することで、手当てを受けずに死亡する病人の数は減少し、病人にも医学の進歩を理解させることとなった。こうして施療院は医療専門職の手にわたり、救済所から、治療施設であると同時に研究教育機関となった。ウートラムの言い方を借りれば、貧民が病気の担い手とみなされた一方で、医師は自らを身体の症候学と疾病分類学の進歩の担い手であると考えたことがわかる[35]。つまり、病院化とは、「病院」が治療の「場」となることを示しているのだ。

フーコーによれば、(1) 患者の十分な観察、(2) 行き届いた看護、(3) 患者の隔離に配慮して伝染の防止が図られる建物の形式の採用、(4) 換気が不十分なために引き起こされるミアスマ（瘴気）の滞留、それによる体液の分解と病気の拡大の防止が必要と考えられていた[36]。こうした役割は看護によって行われ、看護自体も変化していったのであった。病む者の「場」が、私的な看病中心の「家庭」から宗教的な施

設である修道院や施療院を経て、専門家が科学の力を借りて治療を行い、他人が看護をする「病院」へ移行したのであり、同時に、上記の要件をかなえるための人員をも必要としたのである。また、たんなる「場」の変化ということだけではなく、病む人自身が医療化されるなど、これを促す社会的な背景の変化も関係している。すなわち、病院という一つの建築物の中身が収容所から治療施設に変貌したということだけでなく、病院に関するすべての事柄、病院に関わる人々同士の関係など、病院を機能させている社会的・文化的原動力そのものが変容したことを意味しているのである。

　18世紀における「身体」のとらえ方を考察する過程で、ウートラムは「見る」ということが重要視されていることを指摘した。革命期以降、大都市の施療院に大量に送り込まれた貧民たちと同じような病変の患者がそこに集められたため、個別の病気についての情報ではなく、病気の兆候をまとめることができるようになった。また、施療院には多くの検死解剖用の死体も集められたため、病理学の発展の基礎がすえられた。生者から生の証言を得るのでなく、死者の内部を目でたしかめようとするのが病理学なのだという[37]。18世紀末以降の病院における臨床医学の誕生が、「観察、触診、聴診、打診といった方法をもちいる、何物をも見通す医学的まなざし」を生んだといえよう。病気の診断には、体系的な研究の結果が応用され、これまでのその場かぎりの原因究明法は打ち捨てられた。こうした研究の成果が、やがて臨床医学への道を大きく開き、近代医学と呼ばれる技術と知識の発展と、医療がもたらす権力が増大するのである。

(2) 医療者の医療化——「予めの排除」

①「医」業の専門化——医師の専門職化

こうした病院での治療を行う医師（＝内科医 médecin）は、従来は医学部を出た docteur であり、施療院などの組織に属さない独立した存在であった。かつて、医師の養成や認定などもギルドや大学によってのみ行われており、宗教的な影響力も受けていた。彼らは、聖職の1つとして、長い間結婚を禁じられていたように、社会的に身分の高い尊い存在とみなされていたのである。一方、床屋を祖とし、内科と格の違う外科が、18世紀以降、王立外科協会などの設立を経てその技術が認められてくると内科医との融合が徐々に図られ、内科医と外科医の隔絶は見られなくなり、現代に近い医療体制がここに成立する。

また、フーコーによれば、18世紀以降における重要な変化というのは、「量的には、医師数の増加、病院の建設、無料診療所の開設、医療看護の消費の増大であり、質的には（こちらの変化の方が顕著なのであるが）、医師養成の基準統一化、医師による医療行為と医学的認識との結びつきの強化、医師の知識と技術の有効性に対する信頼の増大、医師と看護職従事者との差別化、社会内部における医師の位置の広範囲化と価値賦与化である[38]」。すなわち、「医」の専門化、とりわけ医師の「専門職化」が行われ、健康という「政治」が自明のものとして浸透していく。これはやがて、非治療的・非医療的な介入を必然的に生み出していく結果となった。つまり、医師が行う近代医療による、生活条件や様式、食料の質・量・形態に関する規定、住居、環境設定、子どもの養育などに関する介入である。

現代の医療において、パーソンズは「患者は、医学には素人であり、何が問題であるか、それについて何をすべきであるか知らないし、その

ため、専門的サービスを受ける必要がある」という(39)。フリードソンにおいても、医師＝専門家、患者＝素人という考えから、「両者は病気とその治療をめぐって相互に競争し合う関係」ととらえた。専門家による情報統制によって医師が患者を支配し、患者は専門的訓練を欠いているがゆえに、無知であり、どんな情報を手にしてもそれを理解することができないとして医師による専門家支配を指摘するが(40)、こうした医師―患者関係は現代医療だけに見られるのではない。

　18世紀後半に医師が「医」における専門家となることによって、グベールによれば、医師の機能は治療する者としての名声だけでなく、墓地、教会、監獄、船舶、病院など、身体の衛生を提起するあらゆる団体に権威を持って介入する権利が与えられた(41)。その中心となる「場」は、やはり、治療を目的として積極的な介入のできる病院であり、医師たちは、「医」におけるヒエラルキーのトップとして病院の中での有利な地歩を固めた。病院化とともに、伝統的な「医」の方法に対する価値が相対的に低下し、医師は看護を行うほかのスタッフと一線を画するようになった。つまり、フーコーの言うように、医師はより広い範囲のまた、より高い価値のある領域を社会の中で与えられるのである(42)。言い換えれば、病院の中で、病院スタッフの機能が限定されることによって、病院組織のそれぞれの機能に序列関係が生まれ、医師とそれ以外の者たちがはっきりと差異化されるということである。それまでは、実質的に病む人と関わるのは看護をする看護修道女たちであったが、病む人にとって最も権威のある重要人物は医師にとって代わった。医師は、こうして患者の身体の苦痛と医学的位置づけの通訳、あるいは、仲介者（intermédiaire）として君臨することになる。このような状況が社会的に自明のこととなることによって、当然ながら病人は増え、医師も大量に必要とされ、集中的に病いを治療する場としての病院の確保が重要に

なってくる。そして、次の段階として、病院において医師の治療の補助を行い、患者の療養上の世話を行う看護の役割の需要を増大させた。

②看護人の資格化と従来型看護の収奪

　ミュッシャンブレッドが示すように、社会が医療化される18世紀後半の変化の時代まで、「女性による看病、病気を治す聖人への祈願、理髪師による手当て」が民衆にとって、代表的な3つの治療技術であった以上、看護は、医療化以前の社会にあって、病いに対する最も有効な方策の1つであった[43]。

　しかし、度重なる疫病の流行によって国家的な規模での対策、管理が迫られることになる。とりわけ王立医学協会は、1776年に公衆衛生的な取り組みのために組織された。農村部にまで広がる疫病がどのような被害をもたらしているのか、各地域に医師を派遣して、その実態を調査することになった。とは言うものの、「医」の領域において従来からの取り組みを主張する大学医学部と政府が組織した王立医学部は対立を深め、「医」をめぐる政策は混迷する。やがて革命を経てしだいに中央集権的な「医」の管理体制が形成され、医師は専門職化し、それを補助する看護も訓練を受け、独立した資格職として誕生した。

　こうして、看護は傍らにいて患者の世話をする単なる看取りの行為から、医学的裏づけのあるものに再編成されていく。従来の、誰であれ、行うことのできる看取りから、看護のための技術と知識を持った者でしか携われない業務独占へ移行していくのである。朝倉によれば、それまで、家庭外で看護を行う修道院や施療院では、看護は、家事と同様、女性にふさわしい役割であるとして、女性である看護修道女に振り分けられていた[44]。それは、修道院や施療院が医療化され、病院化した組織における看護においても踏襲されていたのである。

　看護を1つの職たらしめたのが「医」の近代化であるが、看護のよ

■第2章■看護の医療化　103

うに歴史の中で日常的に営まれてきた行為が医学の枠組みの中に取り込まれ、体系化されたことは大きな社会的変化であった。それまでは、「医」といえば民衆が、資格を持った内科医にかかることはまれで、もぐりの医者や経験医、産婆、床屋に診てもらうのが常であった。フランス革命以後、「医」の取り締まりが強化され、日常の中にあった「医」の知恵が人々の手を離れて専門的な知識となっていき、医療が制度として近代化していく過程では、必然的にその担い手である医療者の再編も進行した。その中で、医師も看護人も資格、養成過程が制度化され、近代医療が最も大きな役割を持った「医」の実践として法で定められていった。

(3)「患者」の誕生と社会化としての大衆化

19世紀になると、病院では、病人が治療可能な者と治療不可能な者に選別され、排除と規律、訓練の両者を兼ねたものになる。第二帝政期 (1852〜70年) [45] には、有名な外科医たちの出版物が相次ぎ、「医」の再編成が行われる。歴史学者のレイによれば、当時、「健康辞典」、「民間療法」の急速な普及によって、一般大衆の間でも、近代医療の有効性、そして、医療＝善という健康観が普及していく。規律、訓練の観点から、人々の病気予防、健康への関心の高まり、清潔概念の変換すなわち、ブルジョワにおける「身だしなみ」という文化的な概念から「衛生」という実践的なものとなり代わる。それは、階層を超えて、近代的な医療観が大衆に浸透していく過程である (vulgalisation)。病気になったとしても、医師たちの示す正しい行いさえしていれば、病気という逸脱から解放され、社会に復帰できるということが広く知られていくようになる。さらに、集合的コントロールである「衛生」と科学技術を駆使した「治療」、そして諸個人の要請かつ私的な倫理としての「正し

き人であること＝健康な身体を持つ人」を再生産していく必要性が生まれた。また、日常生活にさまざまな形で医療を介入させるために、「健康」の最も有効で確かな担い手である「家族」と「学校」という装置を借りて、個人の健康を社会の健康へと収斂させていく目標が設置された（公教育の導入によってそれが可能となった）。プライマリー・グループとしての家庭で、すでに「衛生」という社会的規範の教え込みに成功しているので、今度は学校や企業における身体検査、予防接種の実施など、前近代にはなかった、病気の予防が「医」の基準、監視のもとで行われるようになる。

　また、「健康」への関心の高まりから病院を訪れる者が増え、「病人」すなわち潜在的な「患者」が医療化し、病院化することで正規の「患者」となる。言い換えれば、医師のお墨つきを得た者だけが「患者」と呼ばれるということである。こうしたことから「病人」が生産されるシステムが誕生した。常日頃からの健康に対する規律、訓練から「脱落」すると「病人」となる。しかし、そこから脱出するために、規律、訓練を実行すれば、そこから社会に復帰できるのである。一方、規律、訓練を「脱落」した者のうち、治療不可能という烙印が押されると、そこには、フーコーが主張するような「監禁という排除」が待ち受けていることも忘れてはならない。

　「健康」への一般的な技術としての医学の、「権力」との結びつきが19世紀には人口に対する政治―医学的支配をもたらし、国家が人口を把握し、福祉政策の名のもとに人々の健康に気を配るということから政治的な意味を読み取ることができる。その中で医師は社会を観察し、矯正し、改良し、「健康」を保持する技術の専門家として、政治と一般の人々とのあいだの中継を行う。健康であること、それは働けることであり、すなわち、国力、労働力のメタファーであった。国家が国民を統

制・支配するために、「健康」の「教え込み」は不可欠であり、健康という装置を機能させる医師を大衆に認知させることが必要だったのである。

　実際、政治的な統制は、19世紀に起きた急激な都市化によって迫られた、国家としての急務であった。農村部からの都市への人口流入、そして人口の増加、それによる住宅事情の悪化、はやり病い、失業、治安悪化など、19世紀ほど都市の機能が整備されるのにふさわしい時代はなかった。言い換えれば、政府の統制がこれほど必要とされた時代もなかったということである。やがて、こうした統制が医療システムとして社会の中で機能し、看護を行う者を大量に必要とし、社会の世俗化の中で職業化された。世俗化は社会全体に変化をもたらし、目に見える宗教的な影響力は大幅に減じられていくが、一方でそれはまったく存在しなくなったわけではなく、残存したものを逆に覆い隠すことになった。このうち、宗教に由来し、あるいは関連する言説やものの見方は、「自然」や「科学」などといった別の名前をつけられて、かつての宗教と同様、自明のこととして社会に流布し、機能し続けたのである。

(4) 病いの医療化

　病いの医療化とは、第一に、それまでは身体の不調としか認識されていなかった事柄に名前がつけられ、分類され、病いとして認識されることである。これまで実に多くの「症状」が病気として分類された。たとえば、同性愛は、異性愛しか認めないキリスト教の社会において神の教えに逆らう罪として位置づけられていたが、1869年にハンガリーの医師が初めて「同性愛」という語を使ったことによって、この現象は医学の領域に入るようになった[46]。以来、同性愛を医学とくに精神医学の範疇で語るという行為は、20世紀後半まで続く。

第二に、個人の健康とその労働は、社会保障という制度を通じて相互関係が結ばれる。つまり病気になるということは就労不能であるということが認められたのであり、仕事を中断する権利と治療してもらう権利の発生を示す。そして、一方では、こうした保障があるからこそ労働が促されるのである。さらに、病気自体は医師によってその正体が突き止められ、患者として分類され、病気というものも社会化していく。人と病気の関係が新たな社会秩序を生むことになるのである。
　このように、医療化は上記の4つの要素が互いに影響し合い、さらに医療化は促進され、構造化する。

3. 医療化とライシテ

　革命後のフランス社会では、ライシテによって、科学上のさまざまな発見や発達による福祉的な側面が増大し、人々に開かれた社会が実現しているように思わせた。しかし、医療化の項で見てきたように、国の権力とともに、医師の権力も増大した。結果的には人々は医療化することによる恩恵にもあずかったわけだが、自らの身体であるのに、いかに生き、いかに病むかといったことも国が決めた方法でなされるようになり、方法だけでなく担い手、施設など、そのあり方は限定されていった。
　実際、革命後には多くの教会やその関連施設が破壊され、教会財産の没収が行われた。たとえば、1796年にサンタントワーヌ病院は、敷地内の教会や宗教施設が破壊、売却された。運営・管理は、新しい社会の制度によって変化したが、一方で、その実情は大きく変化しなかった。というのは、そのサンタントワーヌ病院では1階と2階で男女が区別され（けがや病気の種類や年齢は考慮されず、それぞれ仕切りのない状

態で置かれたベッドであったが)、療養することが認められるなど、入院施設としての活動は認められたからである。

　宗教改革や革命後の新しい制度やシステムの導入によって宗教が直接人々に振るう力と影響力は弱まったかのように見えるものの、その影響がまったく消え去ったというわけではなかった。事実、多くの場合、彼らの生活は、その当時においてもなお、教会によって統制されていた。医療化によって大きく変化した生活であるが、世俗化は、はるかに薄まった形で自明のこととして(もはや宗教という自覚すらなく)、その宗教性の浸透を許した。つまり、この世俗化は、脱宗教、非宗教という意味での世俗化ではなく、宗教が浸透した結果、宗教性すらも世俗の中に埋もれてしまう、という意味での世俗化だったといえるのではないだろうか。

4. 医療の社会構造化

　医療化は、医療行政の名において、国家が宗教に代わって人々を掌握する新たな権力の発生であった。やがてそれは、「医」や病むことが、国家の規定するスタイルの中で統一されるということを示した。フーコーは、病気一般に関してなされる、あるいは、病人個人に対してなされる(国家による)集合的干渉と医師と病人の間の相互作用が、18世紀から19世紀にかけて変化し、「社会の合理化を目指す経済的政治的管理に医療行為が組み込まれ、社会の『福祉』が政治権力の本質的な目標の1つとなった」と述べている。そして、病気を予防することを問題とし、いかなる病気であれ、可能なかぎり予防に尽くすことが求められ、病いに対する人々の意識にも変化がもたらされたのである[47]。さらに、施療上の干渉でもなければ、厳密な意味での医療上の干渉でもな

いような干渉、つまり、生活条件や生活形式、食事、住居、環境、子どもの育て方に関する干渉が増大することによって医療化が促進された。この一連の社会変化は医師業のあり方の変化だけでなく、看護にも及んだ。それは第三共和政による世俗化政策すなわち、教育や「医」の分野から宗教性を排除していく傾向とあいまって、看護が職業として成り立つ契機となり、これ以降、看護は奉仕行為から、看護職として語られる機会が増大するのである。

(1) 牧人―司祭型権力

こうして「医」をめぐって、科学上のさまざまな発見、身体観の変化、近代医療への信頼、新しい職業の創出など多くの変化がもたらされた。しかし、第1章で述べたキリスト教的な「牧人―司祭型権力」を持った社会は、ライシテによっても消滅せず、宗教的な聖職者に代わって医師という新たな「牧人―司祭」が登場することによって身体と病い、生と死を管理する者が出現したのである。

「牧人―司祭型権力」とは、司祭は信者を救済するためにその内面を知る必要があるのだが、それには信者によって心の内部が吐露されなくてはならない（＝告解：告白の義務）。ここには2つの側面がある。1つは、司祭に、信者の内面を知る上で観察と分析の手段が自動的に与えられていたこと。そして、2つ目は、信者自身が告解のために自己の罪を告白するということが、自身を主体化することによって可能となっているということである。信者は、告解のために、キリストの教えに背いていないかどうか、あらかじめ自問自答する。それが可能であることが、すなわち、主体が成立していることを示すのである。第1章ですでに述べたように、性的な快楽、とくに、男性が女性を性的なものとして見ることは自重するよう促され、もし、それを逸脱した場合にはただ

ちに罪を告白しなければならなかった。さもなくば、来世での救済は約束されなかったからである。そして、この考え方を常に内面化することによって告解の場だけでなく、日常的に規範が守られるようになる。その結果、性のあり方を日常生活、家庭生活から生殖にいたるまで社会内部で道徳的に機能させることに成功した。つまり、個人が個人に隷属するのである。そして、「小さな学校」と呼ばれる教会での司祭による読み書きの指導は、こうした道徳的な規範の内面化を支えることになっていた。

　18〜19世紀の社会は、国家を構成している人々の健康や安全を福祉という名で守り、現世での救済を保証した。その結果、警察機構など官僚制の発達による人々の管理と、家族単位でなされる人々の自主的な国家規律の遵守へ向けて家族観が再構成され、相互補完的に国家権力が維持された。フーコーが指摘するように、国家は、それ自体を形成する人々を人口として把握し、質量ともに管理・分析する「知」の技法を発展させた。それは、宗教が衰退する反面、社会が従来の宗教的な権力から逃れたのではなく、宗教に代わる別の権威に帰依するようになった過程であり、国家が、家長や修道院長、子どもや弟子に対する先生や親方のように衣食住の保証だけでなく、教育をはじめとしてさまざまなことで、個人一人ひとりの世話を焼くようになる状況を作り出したのである[48]。

(2) ディシプリンの権力

　このような状況の中で、専門家として医師の発言権は増大し、家族も個人もこの秩序を補完する。つまり人々は、それが個人の幸福のために必要であるとして、積極的にその権力[49]を受け入れる役割を担っていった。「医」や「病い」は、個人的な方法ではなく、国家が決めたや

り方で、予防・治療するといった、国による「医」の支配、すなわち医療化されるようになったのである。医療化されるようになって、社会の中の個人がクローズアップされ、何が健康で何が異常であるかというように、個人は近代医療によって規格化される。つまり個人は、法的に強制されているから守るのではなく、それをしてはいけないというディシプリンに圧迫されているから守るのである。というのも、国家が直接抑圧しているわけではないのに、権力[50]が行使されている理由をこれによって説明できるからである。

　たとえば、現代においては法の秩序を守るかぎり、また他者に迷惑をかけないかぎりにおいて、個人は自由に行動できるはずである[51]。しかし、日常の多くの事柄は、常識によって方向づけられており、個人の意思によって決定できることばかりではない。この自由なありようを阻むものは何であるのか。これは、病いや身体をどう処すかという生と死に関わる医療においてだけでなく、どのように社会で生きるかといった行動の選択にも少なからず影響を及ぼしている。こうした自由を阻むディシプリンの権力は、身体に対する調教であり、それを可能ならしめている躾・訓練のテクニックとその学問・真理である。それは、処罰という制裁（の可能性）とともに行われる。そこで行われる「監視」は、相手に見られずに相手を見ることを可能にし、そこにいる諸個人はすべて可視的（行為が支配され、調べられ、異常と判断されれば、正常へと変化させられる）である。病院では、患者かどうか観察され、分析され、時には隔離され、医師、看護師の指示に従い、治療、看護が行き届くように調整される。すなわち監視される者として組み込まれていくのだ。

(3) 臨床医学の誕生が意味するもの

　そして、「牧人―司祭型権力」とディシプリンの権力の両方を併せ持ち、同時に行う形式が、近代以降の「医」のあり方である。フーコーの『臨床医学の誕生』から導き出されるのは、①医学的な対象を変えたのではなく、医学的叙述を可能とする対象を提供する体系が変化し、②分析方法が変化したのではなく、分析方法の編成が変化し、③諸概念が変化したのではなく、諸概念が編成される体系が変化したということだ。すなわち、権力のあり方が変化したということと、その変化そのものが政治行為と結びつくようになったということを示している。
　また一方で、近代医療とは、病いの治療・根絶を目的にしているものの、その目的がかなってしまうと、自らの存在意義がなくなってしまう。それまで患者の選別・治療をなしてきた近代医療が自らの存在意義をいわば延命していくためには、医療システムを社会構造の中に組み込み、システム自体が存在し続けられるような仕組みづくりが必要となる。生と死それ自体だけではなく、どのような生であり、死であるかといったことや、健康であるというのは、その身体を所有する個人によって決まるのではなく、第三者である医師によって決定されるのである。それに伴って臨床医学の重要性はますます高まり、臨床医学に欠かせない看護の役割も増大する。

IV. 世俗化と女性労働

　19世紀前半のパリでは、運河の工事や鉄道建設といった一連の土木

工事によって、多くの労働力が必要とされた。1846年には、人口は100万人を超え、人口増加の著しい都市の生活は、居住場所や生活の問題だけでなく、貧困や衛生の問題をも生んだ。このような社会状況の中で、女性たちはどのように生きていたのだろうか。

1. 世俗女性の生活

(1)「人権宣言」

革命によって1789年、「人および市民の権利宣言（Déclaration des droits de l'homme et du citoyen 人権宣言）[52]」が世に出たが、その合理的で普遍的とされた内容も、実はその中に女性は含まれていなかった。ここでは、男性の人権は宣言したが、女性の人権は宣言しなかったのである。それは、人間 homme は、男性 homme と等しいけれども、女性 femme とは同一ではないからである。革命の担い手として、女性が、女性の諸権利の要求運動を展開したこの時期は、最初期フェミニスム（féminisme という言葉は、1837年、フーリエによって最初に使用されたといわれている）と位置づけられている。しかし、実際には、女性の諸権利は制限、否認され、人権の保障という点では性別による不平等が存在した。

たとえば男性は、1793年に、男子の普通選挙導入、1794年の奴隷廃止令などの革命立法によって徐々に市民としての諸権利を獲得していった。その一方で、フランスにおいて、男女平等の普通選挙制を確立したのは1944年の行政命令、オルドナンス[53]であり、1946年の第四共和政においてだった。また1793年10月30日には、女性の政治結社の禁止、1795年には、女性の議会の傍聴が認められず、女性の

政治的集会への参加を禁じられた。さらに同年5月23日の法律では、「すべての女性が各自の家庭に帰ること」が命じられ、たとえば5名以上の女性が街頭に立っていることが発見されれば、ただちに解散させられ、命令に従わない者たちは逮捕されることが定められた。

当然、革命時に少なからず活躍した女性たちが、女性の権利を要求することによって、その後のフェミニズム運動のさきがけとなりえたことは、この時期の女性運動において評価できる。そして、革命後には一部の男性の中に女性の権利を要求する動きは見られた。たとえば、自由主義的な合理主義者としてコンドルセは、1788年に『政治・社会的改革案』を著し、その中で、三部会における女性の参政権を要求している。またロベスピエールは、憲法制定議会に、部分的ではあるが女性の政治的権利を要求する案を盛り込んだが、ほぼ全員一致で否決された。つまり、フランス革命では、市民権の要求に至るような政治的表象を出現させる一方で、現実は両性の平等の実現は考慮されなかったのである。

(2)「女性および女性市民の権利宣言」

このような時代背景において登場したのが、1791年のオランプ・ドゥ・グージュ（1748〜93年）の「女性および女性市民の人権宣言（Déclaration des droits de la femme et de la citoyenne）[54]」である。当時の人権思想では、女性は考慮に入れられていなかったからである。グージュの「女性および女性市民の人権宣言」は、「人権宣言」に倣って17カ条からなり、「自然と理性」に基づいて男性だけでなく、両性の市民的平等（égalité des citoyens）を示していることが特徴といえよう。彼女は、あらゆる思想とあらゆる身分の女性たちが連帯し、女性にも政治や教育などにおいて諸権利を要求するよう訴えた。グージュは、女性の教育水準の低さがさまざまな社会的劣位を生んでいると

して、女性は家事をするだけの取り柄しかないと言い張る男たちに対抗して、女性が断固として立ち上がる時が来ていた[55]と述べている。

しかし、現実には、1833年、男子の義務教育が決定し、小学校が設置されたものの、女子校の設置は1850年になってからであり、しかも、人口の800人以上の町に有料の小学校が設置されたに過ぎなかった。1848年にカルノが文部大臣となり、男子校、女子校を同数にし、女教師養成の高等師範学校の設立など女性の教育機会を増やして高度なものにするための政策が考えられていたが、1849年の選挙で保守派が勝利すると、カトリックの発言権が増大し、教育は神父たちの手に委ねられ、女性の教育機会は従来どおり与えられなかった。伝統的な宗教勢力はここでも、女性の権利、能力を認めなかった。また1863年より6年間、ナポレオン3世の下で文部大臣となったヴィクトル・デュリュイは、1867年4月10日法で、人口500人以上の市町村において公立女子校の設置を義務づけたのであるが、加藤によれば、履修科目は女子生徒と男子生徒で若干の区別があるなど、同一の教育機会が与えられたわけではなかった。そのうえ、女子中学校の設置に関しては、聖職者による教育の特権を脅かすものとして、オルレアンの司教デュパンルーをはじめ多くの反対にあった[56]。1880年になって、ようやく女子中等公教育を規定した「カミーユ・セー法」が成立し、81年には、セーブル女子高等師範学校が開設されて、女子中等学校教員という世俗の教員資格が女子にも開けた。

またミシェルによれば、グージュの提案には一般の男性の反発以上に、カトリック教会もまた執拗に抵抗しており[57]、当時のフランス社会にとって時期尚早であったといえる。革命の自由な雰囲気に包まれた社会において、このような議論が交わされたことは非常に進歩的で有益だったが、彼女の提案が本格的に実現するのは20世紀に入ってからで

あり、1970年代の解放運動の結果、民法が大幅に改正されてからになるのである。

　とはいえ、女性の権利を要求する動きは19世紀に入ってさらに広がり、一部の女性が社会運動における女性の組織的活動を通して脚光を浴びるようになる。とりわけ、1848年の二月革命には多くの女性が参加し、フェミニストの活動が活発化する。いくつもの新聞が創刊され、ウージェニー・ニボワイエらの「女性の声 "La voix des femmes"（1848年）」、やジャンヌ・ドロワンの「女性たちの政治 "La politique des femmes"」などとして表れる。当時、女性の参政権が要求されるようになったことは1つの大きな変化であったし、女性が労働することにも注目が集まり、その結果、労働条件については洗濯女が1日の労働時間を14時間から2時間短縮するなどの成果を得た。しかし国民議会は、総じて女性の政治的権利や女性の発言権は認めなかった。19世紀には女性も賃労働に参加する機会が増えてきたが、小倉によれば、そのことを男性たち自身が、長年維持してきた「男らしさ」の聖域を脅かすものと考えても無理はなかった[58]。なぜなら、植村が述べるように、フランスだけでなく、ヨーロッパにおける「近代」市民社会は、女性を排除した「男性市民の社会」であり続けてきたからである[59]。それは、女子の大学入学の許可や参政権などにおいても同様であった。

2. 19世紀における女性観

　19世紀になると社会の脱宗教化が進み、看護もその例に漏れず、世俗の看護婦が登場する。その過程において看護は1つの職業として成り立っていくのであるが、看護のみならず、革命以降、女性の労働が

ある分野にかぎって、一定の条件の下に認められるようになる。本項では、19世紀の女性の「場」にふさわしいと位置づけられた職とその性質について論じ、当時の女性に求められていた属性について考察する。

(1) 医学的・身体的ディスクール

そもそも、女性は、どのような存在であったのだろうか。当時の男女観は、19世紀になって初めて出現したものではなく、18世紀以降の医学界のさまざまな「発見」によって本格的に社会にもたらされたものであった。

たとえばフランスでは、18世紀に、女性の劣位を医学的な根拠があるとし、男女が本質的に異なる性であると説き、解剖学的な表面的な違いが、それらのディスクールの根拠として用いられた。1812〜22年にかけて刊行された『医学辞典[60]』で、医師ヴィレーは、生物学的な理由で男女の性差を強調する。そして、その性差は、従来どおりの女性が男性の下位に存在するという差異化である。ヴィレーは、「女性の骨格が男性に比べて小さいのは、身体的劣等性の表れであり、それは、スペルマを持たないことによる、去勢された存在だからである……」と記し、また、「男は能動的で、女は受動的である、男は体質的に暖かく乾いていたり、あるいは激しかったりするが、女は湿っていて、より冷たい。前者は支配し、勝利を収めるのに対し、後者は従属し、嘆願する」と述べている[61]。

こうしたディスクールは17世紀にも確認されており、サルヴァドールによれば、女性に振り分けられた学説を正当化するような医学的・科学的ディスクールの理論的な根拠が確立されはじめたのは、13世紀末のことである。そこではすべてが、女性という性を不完全なものとみなすアリストテレス学説と、それを子宮の憂うべき特性の中に閉じ込めよ

うとするガレノス学説とのあいだで揺れ動くほかはなかった[62]。それゆえ、不完全な性であり、子宮の存在によって不安定な身体を生きる女性は病人なのである。前述のミシュレはヒポクラテスの言葉を借りてこう言っている。

「女とは何か。それは病気である[63]」。

また、19世紀の作家バルザック（1799～1850年）は、その著書『田舎医者』（1833年）で、ドフィネ地方山間の僻地に住む人々のために村長となり、医者としての人生を捧げようとした医師ベナシスを描いている。その中で、バルザックが描くベナシスは、「墓の女」と呼ばれている病身の不幸な女を、か弱い女性存在の典型として、あたかも「羊飼いの女たちが、色あせたリボンをつけて飾ってやるお気に入りの牝山羊のように」世話している。そして、「墓の女」をめぐるディスクールの中で、バルザックは、主人公である田舎医者ベナシスに、女性について次のように語らせている[64]。

「（前略）だいたいわたしのように、男と生まれ、苦悩に堪えぬく力のある者でさえ、毎晩のように、もうこんな不幸の重荷を堪えしのんで行くのはやめにしようという弱気におそわれるのに、どうして彼女のように、かよわい女性が、もっともつらい、それなのにこの利己的な世界ではもっとも低く評価される不幸のとりことなっているのを、どうして平然と手をこまねいて眺めていることができるでしょうか」。

ここで描かれている女性像は、「創世記」とその後の時代の宗教的解

釈が、女性が所有する卵巣、子宮の存在とそれらの機能が女性存在そのものを構築しているかのような錯覚をもたらしたゆえに生じたと考えられる。妊娠、出産などの女性特有の身体機能は、当時の人々にとって神秘であり、さまざまなディスクール、イデオロギーを生み出した。そして、社会における男女の取り扱い方、取り扱われ方が異なるのは、すでに、生物学的に決定されていることで、その違いを取り除くことなど不可能だとみなされていた。

(2) 男女の生物学的差異──デュルケームのディスクール

女性は、長い間、宗教的に構築された世界観によって、男性と比べて劣位に置かれてきたが、聖母マリアは、その当時においても女性として唯一正しい、女性の模範たるべき存在であった。そのマリアが無原罪の存在として公に認められた19世紀、マリア崇拝の高まりと時を同じくして、家庭、母の領域において、女性が存在を認められるようになる。ここでは、デュルケーム（1857～1917年）による19世紀のジェンダー化された分業に対するディスクールを通して、当時の女性に対する認識を考える。

デュルケームは、「分業は経済界だけに特殊のものではない。政治、行政、司法の各機能もますます専門化している」と述べ、「性的分業」についても言及している[65]。その根拠として、

「はじめ性的機能にのみ限られていた性に基づく労働は、だんだんと他の機能にも拡大していった。すでにかなり前から婦人は戦争や公務から退き、その生活は家庭の内部にすっかり集中されている。（中略）そして精神生活の大きい機能はいわば分裂し、一方の性は愛情的機能を独占し、他の性は理知的機能を占めていると言え

■第２章■看護の医療化　119

るほどである」。

　デュルケームがこれを書いていた当時、生物学者ルボン博士の著作『人間と社会』が示す、「原始的な社会では、男女の身体的な差はなく、文明化することによって男性の頭蓋骨が著しく発達する一方で、女性は停滞する」といったディスクールが巷間に流布されていたことを知っておく必要がある。また、ルボン博士だけではなく、たとえば、19世紀前半のフランスの動物学者アンリ・ミルヌ＝エドワールなどの生物学的進化論の影響を受けたスペンサーは、男性と女性とでは人生における役割が違うので、そこから受ける影響も当然異なると言っている。彼は社会においても、家庭においても、男女ははじめから別の場所を占めていると、男女において異なる役割の違いを「社会的分業」という言葉で説明し、生物学的性差に「女性向きの仕事」の存在理由を求めている[66]。
　デュルケームは、スペンサーの『社会学』や『科学的議論集』なども引用し、未開民族の生活に関する報告事例を挙げ「従来、男女の身体だけでなく能力にも差がなかったように、現在でも、原始社会と同様男女の身体は類似しているが、文明化によって両性の頭脳に差が生じ、男女の知能程度は差が開くようになった」と述べている。それゆえ「男性のものであった芸術や文学の世界に女性が進出しているのは、男女が同質的傾向に戻るのではなく、女性にその領域を譲って、男性はその特徴を生かして科学の分野に没頭するのだ」と説明する。つまり、もともと身体的にも、それゆえ能力的にも類似していた男女は、文明化によって脳の発達程度が異なり、男女それぞれの能力による分業が行われ、両性が活躍領域を異にするようになったというのである。デュルケームのディスクールは、身体そのものの文化的な諸対立を指摘し、この諸対立は、身体の使用によって身体に組み込まれ、科学という名によって正当化さ

れるとみなしている。

　こうしてディスクールの中に登場するたびに、男性は、男性的男性として、また、女性は女性的女性として人工的な男性、女性に作り上げられていく。それはブルデューが主張するように、社会的に構築された生物学的な身体はもはや自然ではなく、政治化された身体であり、身体化された政治である[67]。換言すれば、生物学的な差異として表れる男女の身体が、その機能、役割の差異化と結びつくとき、恣意的な従来の宗教的世界観が、男性優位の解釈に自然で正統な根拠を与え、それと同時に、男性優位の世界観そのものが自然で正統なものであるという根拠を与える、という二重の効果があるのである。そのため、あらゆる面において男性よりも低い位置にある女性は、男性におとなしく従うことによってはじめて、「一人前の女性」として（男性 homme と対等の人間 homme ということではなく）みなされる。こうした公然の生物学的決定論は、女性が劣位に置かれた多くの歴史的状況とその原因を分析するに当たって、大きな障害となる。

　さらに、分析するための道具たる多くの言葉（概念、定義）は、すでに男性的な領域において理解、咀嚼されているがゆえに、生物学的決定論の影響を多かれ少なかれ受けていることも忘れてはならない。そして、「生物学的」という概念は、人間の力では変えることのできない領域を作り、男性と女性の差異を自然であるがゆえの「神の領域」と認知させ、社会的不平等や搾取関係を自明のこととなし、性差における「支配と被支配」の関係の正当性を生み出したのである。デュルケームのもたらしたディスクールは、生物学的根拠という、当時、正統なものとみなされるようになった「医学」を錦の御旗として振りかざして、さらに強化され不動のものとなる。もちろん、パリを中心に興った病院における臨床医学の隆盛も、医学への威信を高めることになり、そのことが、

医学的な諸々のディスクールの信用を拡大させていった。そして、その医学的ディスクールは、前世紀までの「ミゾジニー（女嫌い）」を捨て、生物学的な理由による女性存在そのものの弱さを謳いながらも、女性にも存在意義があることを提示する。つまり、良き妻、良き母になることこそが、女性にとって最もすばらしい生き方であるといったように方向づけるのである。そのためには、女性という身体にふさわしく、服従し、守り、支え、育てることに専念しなくてはならない。男性優位の社会的秩序維持は、男性と女性の「支配―被支配」の関係を生物学的なレベルに還元して正当化する。

　この後も、フロイトの男根主義的な考えなどが、女性＝去勢された男性としてのイメージを世間に広く知らしめ、伝統的な考え方――「男性＝マッチョ」の思想を再認識させることになる。要するに、クリステヴァが述べるように、「象徴領域とそこに記されている存在全体を作り上げている根源的操作の結果、生み出されたのは想像的構築であり、記号や統辞を構成する操作、つまり自然と融合する快楽が自明のものと見なされる状態から引き離すための言語操作である。それは、後に、主体と単純に引き離された客体を示しながら、差異の分節の『網の目』を設置させ、意味を生み出すために行われる[68]」。すなわち、象徴領域における人工的な操作によって生じたものや考え方が、言葉となって自明のこととして存在し、実際に存在している女性から離れて女性の存在が意味づけられたのであり、バトラーの言うように、19世紀に起こった医学と法学の結託は、あらかじめ予想できなかったセックスのカテゴリー虚構をおびただしく生み出しており[69]、その後の女性の社会的位置づけに大きな影響をもたらしていくのである。

　男性が女性を支配し、女性が男性に仕えるといった考えは、後の時代においても盛んに用いられ、新たな解釈が付与された。たとえば、ナ

ポレオンは、『創世記』における男女の役割の解釈から、ナポレオン法典[70]において「結婚の際に、妻が夫への服従を宣言すること」(第212条)を盛り込んだ。つまり女性は、男性よりも低い位置に配置されたため、女性自身にとっても「女性」は男性より下位に属し、それゆえ、男性に仕えることが当然のこととして認識されていたのである。

3. 世俗女性の労働

19世紀には、女性が選択的に仕事に就くというよりも、むしろ、就ける仕事というのは、ペローが言うような「女性であることが好都合な仕事」でしかなかった[71]。これらは、「補助的でありながらプロフェッショナルな仕事」、あるいは最も「家庭に近い仕事」という性格を持っていて、家庭で妻や母が家事を行うような役割を、社会においても担っている。つまり、女性が就くことができる職業は、洗濯女、看護婦や家庭教師、学校教師（それも初等教育に限定されている）、保母など、社会における他の仕事との関係上、それに依存あるいは、補助的な形で成立している仕事だったのである。それは、女性の属性が従属する性であるといった、先に記してきたような宗教的な価値観に基づいた社会的秩序の伝統に由来しているといえるだろう。

ペローによれば、フランスでは、19世紀から20世紀へと移る頃、「女性向きの職業」というものが定義され、これが、性別による社会構造の一連の模範となった。当時の女性は、さまざまな見習い——修道院か家庭での——によって実際的な技術を身につけた。ところがこうした見習いは、制度化されていなかったがゆえに公認のものではなく、雇用主たちは、それを「生得の資質」とみなしたのである。つまり、それが本来的に女性の「生得」であるかというよりも、そこで働く男性はもと

より、女性からも「なぜそれが女性向きの仕事であるのか」と問われることがなかったので、女性は、あたかも「生得の資質」を持っているかのように、その仕事をうまくなしえた、あるいはなさなければならなかったのだ。

当時、問題になったのは女性性 (féminité) と仕事、その道徳性や、女性が賃金労働を行うことの社会的な意味についてであった。たとえば、フランスの立法院議員ジュール・シモン[72]は、1860年に「働き始めた女性はもはや女ではない[73]」と言っており、相変わらず、女性は劣位にあるとみなす世論はゆるぎなかった。社会主義者プルドン[74]は、女性たちに「主婦か遊女か」という二者択一を求めるなど、女性が家庭外に出て働くことは評価されないどころか中傷されるような事柄であり、「まともな」女性がすることではなかったのである。ゆえに、女性と労働は否定的に結びつけられる時代が続いた。何よりも、女性はナポレオン法典下では未成年と考えられていたので、父や夫などの家族、親族や修道会、学校のようなところと無縁に生きていくことは不可能であり、たとえ仕事があっても、生活していくのには不十分であった。

このような状況の中で、看護と女性がいかにして結びつき、職業化していくのか、次章では当時のディスクールを引用しながら検証していきたい。

註

(1) Foucault, M., *Naissance de la clinique: une archéologie du regard médical*, 1963, Presses Universitaires de France, Paris. M. フーコー『臨床医学の誕生——医学的まなざしの考古学』神谷美恵子訳、みすず書房、1969年。
(2) Mercier, L. S., *Le Tableau de Paris*, 1782, tome. 3, p. 226.（代表的な項目

に関しては、L. S. メルシエ『十八世紀パリ生活誌——タブロー・ド・パリ』原宏訳、岩波書店、1989 があるが、当該箇所の翻訳はなく、訳は筆者による)。
(3) Entralgo, P. L., *Doctor and Patient*, 1969, George Weidenfeld and Nicolson, London. P. L. エントラルゴ『医者と患者』榎本稔訳、平凡社、1983、pp. 66-67。
(4) フーコー、前掲書、pp. 71-72。
(5) 正規の医師である内科医 (médecin)——大学で学んだ者——ではなく、独自の知識や技術、方法によって病いを治していた者たち。通常、大衆を相手に「医」を行い、時には、その病いにあった薬を売っていたりした。彼らのことを卑しめて、「いかさま医者」(charlatan) と呼ぶこともあった (佐藤典子「社会史の中における『病い』と『癒し』——18世紀フランスにおける『いかさま医者』(charlatans) と民衆の関係を手がかりに」修士学位論文、1994)。
(6) 同論文。
(7) Mcmanners, J., *Death and the Enlightenment: Changing Attitudes to Death in Eighteenth-Century France*, 1981, Oxford University Press, Oxford. J. マクマナーズ『死と啓蒙(18世紀フランスにおける死生観の変遷)』小西嘉幸・中原章雄・鈴木田研二訳、平凡社、1989、p. 16。
(8) かつて、病いは、固体病理学か液体病理学で考えられていた。四体液論は後者の一例で、ヒポクラテスは「人間の体内には、四つの体液——血液、粘液、胆汁、黒胆汁が流れていて、これらが混ぜ合わさった具合によって、健康か、病いになるか決定する」とされた。
(9) 池上俊一『魔女と聖女 ヨーロッパ中・近世の女たち』講談社現代新書、1992、p. 78。
(10) 瀉血 (saignée・セニエ)「滞った体液を排出するために、血管を切開すること (Diderot, D., *Encyclopédie*, Tome. 14, p. 501.)」とあるように、当時のもっとも一般的な学説によれば、過剰な、もしくは汚れた血液は排出するべきであり、それによって体液を清浄にしなくてはならないのであった。古くは、ヒポクラテスやガレノスの時代から治療の1つとして行われ (Rey, R., *Histoire de la douleur*, 1993, La Découverte, Paris, p. 518.)、中世から近世を通じて高く評価された治療法であった。また、これによって熱すぎる血液を冷ましたり、血流を穏やかにして有害な体液 (マテリア・ペッカンス——有毒物質) を排出できると信じられていた。これを行うにあたっては、年齢、性別、気候、季節、風向き、疾患の状態、生活様式を考慮することが必要とされた。
(11) 蔵持不三也『シャルラタン 歴史と諧謔の仕掛人たち』新評論、2003、

第 2 章 ■ 看護の医療化　125

p. 258。
(12) 服部春彦・谷川稔編『フランス近代史――ブルボン王朝から第五共和政へ』ミネルヴァ書房、1993、p. 44。
(13) 同書、p. 45。
(14) フーコー、前掲書、p. 66。
(15) ライシテの原則は、現代においても明確に定められており、第五共和国憲法（1958 年 10 月 4 日）の第 1 章主権第 2 条において「フランスは、不可分の非宗教的、民主的かつ社会的な共和国である。フランスは出身、人種または宗教による区別なしに、すべての市民の法律の前の平等を保障する。フランスは、すべての信条を尊重する」としている。つまり、「国家」が信仰の多様性を尊重し、マイノリティーにも自由を保障する代わりに、市民は個人の信条を公的空間で披瀝しないという義務を遵守することが共和国の原理である。また、フランスは、憲法の中で明白にライシテに言及したヨーロッパで唯一の国家といわれる。そして、ライシテの形容詞であるライック (laïque) は、ローマ教会を唯一絶対視しないという意味であり、エクレジアスティック (écclésiastique)「ローマ教会の」の対称語である。
(16) 長谷川秀樹「第 1 章　ライシテとイスラム・スカーフ問題」『日仏社会学叢書第 4 巻　日仏社会論への挑戦』恒星社厚生閣、2005、pp. 4-7。
(17) 福井憲彦『ヨーロッパ近代の社会史工業化と国民形成』岩波書店、2005、p. 67。
(18) Montclos, X., *Histoire Religieuse de la France* (Collection Que sais-je?, No 2123), Presses Universitaires de France, Paris, 1988. X. モンクロ『フランス宗教史』波木居純一訳、白水社、文庫クセジュ 793、1997、p. 101。
(19) Bourneville, D. M., *Manuel pratique de la garde-malade et de l'infirmière*, 1889, Progrès Médical, p. 4.
(20) 服部・谷川、前掲書、pp. 198-99。
(21) 山本桂一編著『フランス第三共和政の研究』有信社、1966、p. 92。
(22) 服部・谷川、前掲書、p. 190。
(23) Vigarello, G., *Le Propre et le sale: l'hygiène du corps depuis le moyen-âge*, 1985, Seuil, Paris. G. ヴィガレロ『清潔になる〈私〉――身体管理の文化誌』見市雅俊監訳、同文舘、1994、p. 5。
(24) Goubert, J. P., *La Conquete de l'eau*, 1986, Robert Laffont, S. A., Paris. J. P. グベール『水の征服』吉田弘夫・吉田道子訳、パピルス、1991、pp. 31-32。
(25) ヴィガレロ、前掲書、p. 300。

(26) 向井によれば、「近代疾病観の確立および精神病科学の『発達』に伴う病気の拡大と病人の増産、検査学、外科学、薬学の発達に由来する有事・予防医学の拡大ならびに心身への美的・知的診断、矯正医学としての介入などに観られ、それは、薬物嗜癖、過度の飲酒、過度の暴力、登校拒否、注意散漫、情緒不安、不眠など、心身の『逸脱』から、性、妊娠、出産、老化、死などの生の『自然現象』、さらには、知能アップ、容貌・容姿の修正など、単なる心身の『偏差』に至るまで、自らの領域を拡大しつつある」状況を指している（向井豊明『医療と医学の思想』れんが書房新社、1993、pp. 135-36）。

(27) Illich, I., *Limits to Medicine Medical Nemesis: The Expropriation of Health*, 1976, Calder & Boyars Ltd, London. I. イリイチ『脱病院化社会　医療の限界』金子嗣郎訳、晶文社、1979。

(28) Foucault, M., *La politique de la santé au XVIIIe siècle, Les machines à guérir*, 1979, Bruxelles, p. 10.

(29) *Ibid*, p. 13.

(30) たとえば、小野芳朗は、「西洋近代医学で治らない病気にかかると私たちは、神仏に祈ったりする」と述べているが（小野芳郎『〈清潔〉近代「衛生唱歌」から「抗菌グッズ」へ』講談社選書メチエ、1997、p. 11)、このような文脈では、「病い」とは、西洋近代医学においてのみ治るものという自明性の上に立った話になってしまう。しかし、私が問題にしたいのは、すべての身体の不調、不快（たとえば、「病い」）が必ずしも西洋近代医学の中においてのみ、治され、癒されるのではないということである。それは、院内感染などの医原病によって、新たな「病い」を得るということでもなくて、たとえば、胃の不快を訴えて病院に行ったとき、検査ずくめでかえって、具合が悪くなったり、終末期医療において、チューブにつながれていることでかえって当人の望む「病い」の養い方——生をまっとうすることができなかったりすることがあるということを示している。フーコーの論を持ち出すまでもなく、巨大な「医」の近代的な管理装置（たとえば、病院など）の中にあり、そこでは、好きなように個人的に「病い」を養うことはできないのである。個人の痛みも苦しみも、「医学的に」類別化され、数量化され、それは個人の思惟とは必ずしも一致しないのである。

(31) Duden, B., *Geschichte unter der Haut — Ein Eisenacher Arzt und seine Patientinnen um 1730—*, 1987, Klett-Cotta, Stuttgart. B. ドゥーデン『女の皮膚の下——十八世紀のある医師とその患者たち』井上茂子訳、藤原書店、1994、p. 241。

(32) 外科の手術をするにあたって、麻酔法の発見（1846年）、防菌法の発見

(1867年)は非常に大きな発見であった。というのも、病気やけがそのものではなく、それを治療するための手術などの処置によって命を落とす者、あるいは、新たな病いを得る者も少なくなかったからである。
(33)　フーコー、前掲書。
(34)　Goubert, J. P., *Initiation à une nouvelle histoire de la médecine*, 1998, ellipses, Paris, p. 107.
(35)　Outram, D., *The Body and the French Revolution, Sex, Class, and Political Culture*, Yale University, New Haven, 1989. D. ウートラム『フランス革命と身体　性差・階級・政治文化』髙木勇夫訳、平凡社、1993、pp. 82-83。
(36)　Foucault, M., *Surveiller et punir: naissance de la prison*, 1975, Gallimard, Paris. M. フーコー『監獄の誕生——監視と処罰』田村俶訳、新潮社、1977、pp. 176-77。
(37)　ウートラム、前掲書、p. 82。
(38)　Foucault, *op. cit.*, 1979, p. 7.
(39)　Parsons, T., *Social System*, 1951, The Free Press. T. パーソンズ『現代社会学体系第14巻　社会体系論』佐藤勉訳、青木書店、1974、p. 434。
(40)　Freidson, E., *Professional Dominance; The Social Structure of Medical Care*, 1970, Atherton Press, Inc., New York. E. フリードソン『医療と専門化支配』進藤雄三・宝月誠訳、恒星社厚生閣、1992、p. 132。
(41)　グベール、前掲書、p. 155。
(42)　Foucault, *op. cit.*
(43)　Muchembled, R., *L'invention de l'homme moderne: sensibilités, mœurs et comportements collectifs sous l'Ancien Régime*, 1988, Arthème fayard. R. ミュッシャンブレッド『近代人の誕生——フランス民衆社会と習俗の文明化』石井洋二郎訳、筑摩書房、1992、p. 297。
(44)　朝倉文市『修道院にみるヨーロッパの心』山川出版社、1996。
(45)　1852年11月の国民投票の支持を得て、12月、ルイ゠ナポレオンが帝政を宣言した。ブルジョワ共和派に対する労働者や無産市民、小農民層の反目を利用し、行政、軍事、外交の全権は皇帝に集中した。普仏戦争の敗北まで継続する。制度上は三院の立法制度を採用したが、実際の発言権はなく皇帝の独裁を許した。
(46)　佐藤典子「医療化過程における社会的構築としての病気」『昭和薬科大学紀要』第38号、昭和薬科大学、2004、p. 43。
(47)　Foucault, *op. cit.*
(48)　Foucault, M., "The Subject and Power". *Beyond Structuralism and*

Hermeneutics, 1982, The University of Chicago, Chicago. M. フーコー「主体と権力」渥海和久訳、『思想』岩波書店、1984、4月号、pp. 239-41。

(49) 権力は、それを所有する者とされる者というような一方の側にあるものではなく、戦争関係のように双方で演じられるものだとフーコーはみなす。つまり、あらゆる瞬間に小さな諸個人関係の中で演じられるものであり、家族、性関係、居住関係、隣人関係といった小さな要素を通じて権力は振るわれる。その限られた形式において権力は貫かれている。つまり、各人は各人に与えられた役割を遂行することによってその権力関係の一端を担うことになるのである。そして、近代医療というのは、「医」における権力のあり方が変化した状態の1つなのである。

(50) また、権力は力、イデオロギーであるというより「知」であるとフーコーは言う。知が統制されているすべての分野は権力行使を許し、管理者とその知を教え込まれた者が相互関係を作る（「行政医官」と近代医療を教え込まれた大衆の関係など）。諸個人は自己の所有から離れるとき（自分で自分のあり方――病いとその養生の仕方などを決められないとき）に設定される関係が「契約」であり、その生産諸関係に諸個人が束縛されていなければならないことが「慣習」である。自分は所有していない装置へ、自分は何の所有もせず自己を束縛させる。慣習を生産することによって強制（教え込み／処罰）をせずに従属させることができる。つまり、目に見える権力ではなく、目に見えないディシプリンで力の行使は行われる。ディシプリンによって、人々は自らを隠しながら、しかも、現実性・具体性があると思っている。人々は、このディシプリンに従わないと現実の世界から抹殺されるような危機感、自分を見失う感覚を持つ。現実性、具体性を失う感覚、この世で思考し、この世に自らの身体をつなぎとめておくための契約ができない、装置に組み込まれていないと不安であるという感覚（＝規範の内面化なくして生きられない）である。

そこで規格が設定され、監督に参与し、正常・異常が区別され、それを規定する医師、教師たちに寄与するのである。また、個人は多様で自立的なのだが、権力は匿名で、遍在し、その最たるものが自分で自分を律するということである。それがフーコーの言う権力のエコノミー化、匿名化、緻密化、従順化＝権力による最大の成果（最低の費用で規範が身体化されており、外からの政治力としては最小で、社会に役立つ力としては最大）である。また、権力は、個々人の諸関係において1つの拘束となり、逆転不可能な従属関係であり、共通の規則に従う構成員において常に不平等となる。法は理念としては常に平等であるが、ディシプリンによって人々は不平等を体験する。このディシプリンの権力が学問化されたのが、近代医学、その実践が近代医療、その場所が病院なのである。

(51) 19世紀イギリスの哲学者J. S. ミルも『自由論』の「自由と権力」のあり方について述べている箇所で、「文明社会のどの成員に対してにせよ、彼の意思に反して権力を行使しても正当とされるための唯一の目的は、他の成員に及ぶ害の防止にある」とし、これに該当しない場合は、「個人は彼自身に対して、すなわち彼自身の肉体と精神とに対しては、その主権者なのである」と述べている（J. S. ミル『自由論』塩尻公明・木村健康訳、岩波書店、1971、pp. 24-25）。

(52) 1789年8月26日、国民議会（Assemblée nationale、1789年6月17日～91年9月、三部会の第三身分代表が三部会より分離結成を宣言し、フランス革命初期の議会として、91年憲法の制定まで続いた）で宣言。17条からなり、フランス国民の自由・平等、圧政への抵抗権を自然権とし、政治の目的をその維持に求め、国民主権・法の支配・権力分立・私有財産の不可侵などを規定した。アメリカ独立宣言とルソーの啓蒙思想の影響が見られる。

(53) 行政命令のうち、国会から授権されて行うもの。

(54) 河野健二『資料フランス革命』岩波書店、1989に全文が掲載されている。

(55) グージュの手による原典は、*Projets utiles et salutaires*（有益でためになる提案）、1789。

(56) 加藤節子『1848年の女性群像』法政大学出版局、1995、pp. 273-78。

(57) Michel, A., *Le Féminisme*, 1992, Presses Universitaires de France, Paris. A. ミシェル『フェミニズムの世界史』村上眞弓訳、白水社、1993、p. 73。

(58) 小倉孝誠『〈女らしさ〉はどう作られたのか』法蔵館、1999、p. 29。

(59) 植村邦彦『「近代」を支える思想——市民社会・世界史・ナショナリズム』ナカニシヤ出版、2001、p. 246。

(60) 60巻に及ぶ*Dictionnaire des sciences médicales*、1815, Panckoucke の第14巻には、「人類学と生理学」、「倫理」、「女性の病気」という3つのパートからなる「女性Femme」という項目が160ページにわたって書かれ、生理学的な男女の差異の存在を述べている。

(61) 小倉、前掲書、p. 32。

(62) Duby, G. et Perrot, M., *Storia Delle Donne In Occidente*, 1990, Guis. Laterza & Figli Spa, Rome. G. デュビィ、M. ペロー『女の歴史 III』杉村和子ほか訳、藤原書店、1993、p. 521。

(63) Michelet, J., *L'amour*, 1858, Calmann-Lévy. J. ミシュレ『愛』森井真訳、中央公論社、1986、p. 293。

(64) Balzac, H., *Le médecin de campagne*, 1833, Maury-Eurolivres S. A., Manchecourt, Paris. H. バルザック『バルザック全集4 田舎医者』新庄嘉章・

平岡篤頼訳、東京創元社、1973、pp. 97-98。
(65) Durkheim, E., *De la division du travail social*, 1893. E. デュルケーム『社会分業論 上』井伊玄太郎訳、講談社学術文庫、1989、p. 193、pp. 205-06。
(66) Spencer, H., *Principle of Biology*, 1879, D. Appleton, New York, pp. 289-90。
(67) Bourdieu, P., *La Distinction — Critique sociale du jugement*, 1979, Minuit, Paris. P. ブルデュー『ディスタンクシオン I 社会的判断力批判』石井洋一郎訳、藤原書店、1990、p. 124。
(68) Kristeva, J., *Le temps des femmes*, dans 34, 44: Cahiers de recherches de Science des Textes et des Documents, pp. 5-19, Nº 5, Université Paris 7, 1979, Paris, p. 11. J. クリステヴァ『女の時間』棚沢直子・天野千穂子編訳、勁草書房、1991、p. 130。(尚、引用部分の翻訳は筆者)。
(69) Butler, J., *Gender Trouble Feminism and the Subversion of Identity*, 1990, Routledge, Chapman & Hall, Inc, New York & London. J. バトラー『ジェンダー・トラブル フェミニズムとアイデンティティの攪乱』竹村和子訳、青土社、1999、p. 71。
(70) Code Napoléon フランス民法典のこと。1804年3月、ナポレオンが制定したフランス民法典。全文2281条からなる。私有財産の絶対、個人意思の自由、家族の尊重が貫かれ、近代市民社会の法原理を表している。
(71) Perrot, M., "Qu'est-ce qu'un métier de femme?", dans *Le mouvement social*, Nº 140, juillet-septembre, 1987, Les Éditions ouvrières, Paris, pp. 3-8.
(72) ジュール・シモン (Jules François Simon 1814～96)、フランスの政治家。1863年から1870年まで共和党の議員を勤め、帝政に反対する最も活動的なメンバーであった。1876年12月に首相となったが、その急進的な政策によって1877年5月16日の危機を引き金に、マクマホン (Mac-Mahon) によって罷免された。
(73) Duby, G. et Perrot, M., *Storia Delle Donne In Occidente*, 1990, Guis. Laterza & Figli Spa, Rome. G. デュビィ、M. ペロー『女の歴史 IV』杉村和子ほか訳、藤原書店、1996、p. 641。
(74) プルードン (Pierre Joseph Proudon 1809～65)、フランスの社会主義者。社会問題の解決を相互扶助に求め、私有財産と国家の廃止を主張。無政府主義に大きな影響を与えた。

■第3章■
看護の職業化

Ⅰ．ライシテと看護

1．修道女と看護の変化

　革命後の社会変化の中で看護はどのようになされていたのだろうか。世俗化の過程においても、修道女による看護がなくなったわけではなかった。ライシテが浸透する中、さまざまな面で宗教性が排除されていく一方、看護は従来同様、宗教的な文脈の中で語られ、奉仕としての社会的評価を受けた。そこで、世俗化以降の看護がどのように行われていったのか見ていきたいと思う。

(1) 社会変化と修道女の働き

　革命以後、政教分離制（1795～1801年）が取られていたものの、革命暦Ⅵ年（1797年）雪月ニヴォーズ（nivôse 2月）1日、「国家に有益な協力を行う教育および病院に関する修道院の活動は認められていた[1]」。アミルトン医師によれば、1800年頃には、「102人の修道女と287人の看護をする一般人が働いていた。現在でも、男女のinfirmier（アンフィルミエ）とinfirmière（アンフィルミエール）が彼女たちを助けており、パリの世俗化した病院には彼ら、彼女たちのような存在がほかにもいる」と述べている。また、1810年12月26日に出された政府の通達の15番では、「修道院長は、修道女たちの任務を細分化するが、行政はその選択や修道女の免職など、それらに対して修道院内の自律性を保たなくてはならない。もし、

この通達を拒否すれば、内務大臣に誓願した場合を除いて、県知事がこれを宣告する」という通達を例に挙げ、当時の状況を記している[2]。

こうして、修道女たちは自由に出歩くことを制限される。彼女たちに許されたのは従来の伝統的な役割である看護であった。その後は、病室の監督者としての任務が中心になっていく。さらに、1847年には7600人の病院修道女と4000人の世俗の看護スタッフがいたのだが、第三共和政になるや否や非キリスト教化を進める行政側と修道院付病院との対立が深まった。それは病院の世俗化運動の発端だったが、この動きはその後1世紀ほど続くのである。

また、ナポレオンの退位直後の1814年からはじまる復古王政で、「復古王政政府は、成立当初の1816年7月2日と19日に『パリにおける家庭への扶助の配分のための救貧事務所の設立に関する王令』および『内務大臣布令』によって救貧政策の新たな原則を打ち出し、18年の王令により組織体制を整えた[3]」。これまでの政策と異なって画期的であったのは、従来の救貧政策が、隔離や施しなどによって一時的な救済にしかならなかったことを踏まえて、組織的になおかつ社会の一員として復帰させるべく体制を目指したことにある。第2章で述べた医療化傾向ともあいまって、個人に対する政策ではなく、家族ごとに対策を立てていくということも特徴で、その主体がカトリック教系の団体によって組織されていたことも重要な点である。「このために家庭訪問調査委員の職が設置された。調査員の職務は、修道女・医師などの協力のもとに、家庭訪問を重ね、貧困家族の品行、家庭状況、扶助の用いられ方などの情報を収集すること[4]」であり、個人の家庭と信仰の世界の結びつきが弱まることはなかった。

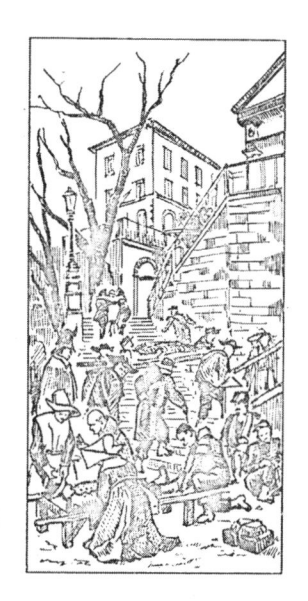

図3-1 アンジェール病院でのけが人救護の様子。修道女だけでなく男性修道士も立ち働いていることがわかる。

(2) 看護修道女の活動

　さらに、1870年から71年の普仏戦争の折には、アンジェール病院にけが人などが搬送された。記録によると建物の外にまでけが人があふれ、キリスト教義修道会（La doctrine chretiénne）の男性修道士が担ぎ人夫（brancardier）として次々とけが人を搬送し、聖ヴァンサン・ドゥ・ポール修道会の修道女が応急処置を行ったという挿絵が残っており、修道院における看護修道女はまだ存在していたことがわかる。

　19世紀初頭の看護修道女の数は、1847年にはフランス全土で7622人、1898年には1万2000人、1913年には1万1813人と記録されている。施療院における人員の内訳は、ラリボワジエール病院の例では以下のとおりである。1862年の記録によると、

事務担当	8名
喜捨係・共同体の世話人	5名（うち修道女は2名）
料理、洗濯、一般奉仕	43名（うち修道女は6名）
病室	74名（うち修道女は18名）
診察室、解剖室、薬局事務	8名
内科医、外科医、医師見習い	26名
薬剤師、見習い	9名

となっている。600人の患者の看護をするのに、このスタッフで必要かつ十分な人数と考えられていた[5]が、ここに含まれている看護修道女の多くが監督者として看護や病院業務全般を指揮しており、彼女たちのもとで一般の世俗の者たちが助手として働いていたのである。

そのほか、修道女たちの平均的な勤務状況について、マクマナーズが次のような記録を紹介している。「1名が2つの病棟の監督、15名が夜勤、5名が薬のカウンター係、2名が病院業務全般と外来患者を担当、3名が大きい洗濯物の係、2名が小さい洗濯物の係となり、その他の者は、物品の補給、患者の私服や病院の制服の管理係をしていた[6]」。さらに、2500人から3000人の患者が収容されていたHôtel-Dieu（オテル・デュー）において、聖アウグスティヌス修道会が最も古くから1907年まで看護に携わっていたことが知られている。ここでは69人の修道女が看護を行っていたが、その看護の様子は、啓蒙主義者やジャコバン党の党員、1871年のパリコミューンの民衆らに賞賛されていた。ザイドラーによれば、シスターたちが自分たちだけで看護をすることもあったが、普通はきつい仕事をするときには女の助手がついたり、召使いが雇われた[7]。さらに2500人から3000人の患者を収容していたパリの私立病院には、69人の聖アウグスティヌス会修道女（および10人の見習い修道女と20人の修道志願者）が、男162人、女146人の雑役係、38

人の洗濯助手、および 20 人のその他の係を率いていたという。

しかし、修道女たちの行いの評価は時代を経るごとに低くなっていった。聖ヴァンサン・ドゥ・ポール修道会についてのアミルトンの記録では、「修道女（sœur）たちは、恐れずに危険地帯であろうとどこにでも出かけ、疫病にもひるむことがなかったが、職業的な教育がなされておらず、衛生という面を軽視していた。そのため、無意味なことが少なくなく、医学、とくに外科学の進歩に伴って彼女たちの活動は、大病院からは望まれることが少なくなってきた。それゆえ、必然的に宗教的な施設での仕事が多くなったのである。1808 年には 250 の施設で働いていたのが、1893 年には 147、1899 年には 97 と減少していった[8]」。

2. 修道女の社会的評価

(1) 看護修道女と医師の関係

それでは、同じ「医」の現場にいる医師にとって、看護修道女はどのような存在であったのだろうか。現在でも医師の回診を「訪問 (visite)」というように、病院などの施設に医師は不在で、看護を行う者が常駐したという伝統はなお残っている（現在では手術などの際に医師は病院に行くのである）。一方、修道女は病院におり、医師たちとの協働は難しいとされていた。マクマナーズによると、「医師は、修道女が病気の重くない宿無しや食い詰め者を受け入れたり、受持ちの患者を食べさせ過ぎたり（事実、伝統的に『食こそ、最良の治療』とみなされており、大量の肉やスープを患者に与えることが良い治療、看護とされてきた）、不要な人間の解雇を拒否したり、患者に朗報を知らせる権利を独り占めしたりしていることを非難していた[9]」。

このような医師の非難は、18世紀後半以降、医師が病院を治療施設と考えるようになったことに反して、修道女の看護は収容施設のときと変わらず、両者の考えが相容れないことから生じているのであろう。アミルトンも「修道女は、すべての患者を全く何の区別もなく、同じように扱っており、本来は病状（外科、熱病、産科、特殊な病気、精神病者、子供）や性別によって区別しなくてはならない」と修道女のやり方を非難している[10]。これは看護修道女の方法が、新たに導入された科学的な「医」に重きを置かない、博愛精神によって行われる伝統的な看護であることを示している。さらに、看護修道女たちは看護を行うよりも瞑想に費やす時間が長く、病気でやつれた貧者を彼女たちのテリトリーのなかに囲い込んでいた。こうした苦情は年々高まり、ある行政官の一人であったラヴォカ氏は、「この修道女たちは、風変わりで彼女たちを統率するのは骨が折れる」と述べている。医学や行政の観点からすれば、「あるべき看護」の姿という理想があることは十分考えられるが、従来の看護が宗教的な献身の文脈で起こってきて、宗教的な場である修道院やそれに類する施設で行われてきたこと、そしてそれを中心的に行ってきたのが修道女であることを考えると、修道女と近代医療を司る行政側が相容れないことは想像に難くない。彼女たちは、決して患者の看護をないがしろにしていたのではなく、自分たちが最も正しいと考えている宗教的な信仰の実現という延長線上に看護を見ていたのである。

　また、アミルトンは、「パリの病院の働き手3000人のうち、500人しか修道女でないのに、大衆は、患者の看護は修道女の手によるものだと思っていた」という現状を指摘した。実は、「仕事上必要とされる多数の一般の看護人が患者に仕えており、その最下層の看護人の仕事ぶりが良いものとはかぎらないことを大衆は知らない[11]」と記している。つまり、修道女が実質的には患者の看護そのものは行わない、監督者

(surveillante、現在は婦長・師長を示す語)であった。そして「大衆は病院の看護は看護修道女の手によるものであると思っている」というアミルトンの叙述は、換言すれば、看護修道女に関するさまざまなディスクールの力によって、看護の行い手として看護修道女の存在が広く自明のこととなり、看護行為における人々の修道女への信頼を読み取ることができる。

(2) 東洋人の見た看護修道女——福沢諭吉と『西洋事情』

また、1866年から69年にわたって欧米諸国の実情を紹介した、福沢諭吉(1834〜1901年)は、当時のフランスの看護修道女の姿を知る一人である[12]。福沢はその啓蒙書、『西洋事情』において修道女について観察し、当時の病院と看護修道女の様子を細かく記している。その記述個所は、『西洋事情初編　巻之一』の「病院」の項であり、看護を行っていた修道女が「ノン」"nonne"と[13]して登場している。

「(前略)巴理欺(パリス)に病院大小十三所あり。一院付属の医師各々八人より十五人、最も大なる病院には三十人あり。介抱人は男女両様ありて、男子は病男に属し、婦人は病婦に属す。病人五十人に介抱人十名を附るを定則とす。またノンと称する者あり。これは老若婦人、不幸に遭ふ歟、又は他故あるもの、神明に誓て若干年の間、病者を扶けんと自ら約し、其年期内は、男女の交を絶ち、清潔を守ること本邦の尼の如くして病院に入る者なり。故に此ノンは病者を介抱するに男女を弁ぜず、臥床に近づくこと妨なし。又ノンは固より自から好て院に入るものなるが故に俸金を受けず、唯衣食の給あるのみ。(後略)」。

福沢は、看護修道女の無私の献身を賞賛しているが、看護修道女は彼女たちのいる「場」に従って社会的に期待された行動を取っていたのである。また、この福沢の叙述から、介抱人すなわち男女の世俗の看護人を指導する形で、変わらずに病院に修道女が存在していることがわかる。

(3) 修道女の長所と看護

　歴史的に、看護修道女は神の愛によって現世の人々のために看護を行ってきた。看護を行う者たちの献身は、母、妻、娘、など女性であるかぎりにおいて、自明のこととして社会から当然のこととして割り当てられたものだったのである。たとえば、修道女について、ファン (Fains) [14] の病院院長は、1863 年に次のように述べている [15]。

　　「彼女たちのすばらしい長所を利用するようにし、その性に由来する欠点には警戒を怠らないようにせねばならない。われわれの患者は修道女を敬愛し、家族も彼女たちの知性ある看護に信頼を置いている」。

　すなわち、修道女たちの大きな長所であり、大きな欠点であるのは彼女たちの性が女であるからであった。こうして看護はその行為の本質よりも、行う者の属性に焦点が与えられていったのである。女性の振る舞いや、その規定というのは、当時の社会性を反映し、時代や社会による変化の様子をはっきりと映し出す。長きにわたって女性の行動は男性の視点に基づいて決定されてきた。それは、現在でも多かれ少なかれ続いている。女性が働くということも「女らしさ (féminité)」と無縁ではない。そして、社会によって作り上げられた幻想における女性の振る舞

いが、女性の役割として自明化した看護をも規定している。

　それまで女性は、聖書の教えやその解釈によって社会的に低く位置づけられ、革命以降もその位置に甘んじていた。やがて、女性は家庭内で家事や育児の能力を認められ、その領域では積極的に評価されるようになる。看護もその領域の一つの「場」として女性にもたらされたものであった。そして家庭外の看護は、看護修道女が中心に行い、女性の役割として定着し、女性にふさわしい行為、さらに職業として再生産されていく。ネルソンは看護修道女たちの活動を評して、「皮肉なことに、保守的で従順、性差などすべての性をめぐる問題に無関心という3点が原動力となって、彼女たちは先駆的で改革的な活動を行いえたのである(16)」としているが、無関心というよりは、その当時の女性の理想とされたモデルをそのまま受容していたという背景が、看護という行為を女性が中心となって行う素地を作ることができたのではないだろうか。

　女性としてだけでなく、看護者として看護修道女たちは、当時、さまざまな発見と発明によって大きく脱皮しようとしている医学と、彼女たちが信仰してきた宗教的な祈り中心の看護は必ずしもそりが合わないということに気がつきはじめていた。しかし、彼女たちは自分たちのやり方を変えようとは思わなかった。それに対して、19世紀の医師であるアミルトンらは、「この頭の固い人たちに、防腐法の有効性をどのようにしたらわかってもらえるだろうか」と述べ、修道女たちが従来のやり方に固執することを何とかして変えさせようと試行錯誤している様子が読み取れる(17)。確かに、肉体的な回復という点では医学的発見による方法の方が、確実に効果が見られるのだろうが、魂の救いという点で見ると、宗教的な祈りや瞑想など、医学的には意味があると思われないことも「癒し」という点で重視されていたのであろう。とりわけ、修道女たちにはそれが最重要事項だったのである。そして、このような行き違

いを生んだ最大の理由は、看護の「場」が、従来の施設である修道院および修道院関連施設において引き続きなされていたことに関わりがあると考えられる（現在も、フランスでは当時と同じ建物が病院として使われていることが多い）。たとえ、革命が起きて、社会が世俗化に向かっていったとしても、看護の場である施設が同じでは伝統的な看護の方法を変えていくのは難しかったのだろう。

II. 看護の職業化への道
—— acte hospitalier「もてなし」から profession「職業」へ

1. 中央政府の統制

　19世紀後半、パリにおいて、政治的混乱は看護者の再編にまで及んでいた。修道女は、しだいに世俗の人間に取って代わられていく。それは大きな変化であり、単なる再編とはいえなかった。なぜなら、看護を行う者を単なる看護者ではなく、職業として行う看護人としようとしたからである（ここでは、国家資格化以前の有償看護者を性別を問わず「看護人」、またとくに女性と特定された場合を「看護婦」と記す）。そして、人々は「病人を世話しているのは修道女だ」と思い込んでいたが、修道女は監督者であり、その下に多くの人を従えて看護しているということを初めて知ったのである。多くの病院でその後も、修道女の手によって看護が行われたものの、世俗化は進行した。一刻も早く世俗化を完遂させたい地方の議員たちは、パリをお手本にした。しかし、その

■第3章■看護の職業化　143

せいで看護者の訓練は十分とはいえず、病人はその犠牲になっていた。
　パリでの再編の準備は思うように進んでいなかった。当時の様子がアミルトンの手によって書き残されている。「これまで看護修道女が行っていた監督者の役割を担うような看護スタッフの質の改善が問題であった。というのは、修道女たちの独自の判断のもとで、下層階級の人々の中から看護人が選ばれていたからだ。彼らは、無知で怠惰で、道楽者で、酒癖が悪く、最低限の看護でいかに患者に多く支払わせるかということにばかり専心していた。しかし、布告された世俗化は、このような人たちに働きかけて看護人にしていった。そのため、人々は、彼らの道徳観が向上するよう、また技術力が上がるようにと心を砕いた。とはいえ、こうして看護を政治的に取り上げることによって、献身的で敬虔なる看護の本質の多くの部分をこの仕事から取り去る結果となった[18]」。そこで、アミルトンによれば、これまでの看護に対する先入観と闘うために、ブルジョワ階級の人々を看護界に投入することが必要とされたという。ブルヌーヴィルも、病院で修道女に代わる世俗の看護婦の採用基準のレベルを引き上げることを目標にしていた[19]。これらの記述から、世俗の看護人の様子や看護職の目指す方向性がわかるであろう。
　さて、フランスでは、中央政府が音頭を取って看護の職業化が進められた。本節では、アミルトンの記録をもとに当時の看護がどのような組織の下にあり、どのようにみなされてきたのかをたどっていきたい。

行政的改革
　看護の職業化のきっかけとなった前近代的な「医」の組織を再編する作業は、パリなど大都市の病院と地方の行政改革とは別に行われていて、地方では、1796年すなわち共和暦5年ぶどう月（西暦9月22、23、24日から10月21、22、23日）16日法で、市町村の監督下で運営されると規定されていた。一方、パリでは、中央政府の統制

化にあり、やがて1880年には、すべての権限は「パリ病院公的援助局（Assistance Publique-Hôpitaux de Paris）」に移った。そこでは病院スタッフは次のように分類された[20]。

〈中央行政官〉

病院長、経理、薬剤師長、事務長からなる。これらの人々は、「公的援助局」から給与が支払われる。

〈内科医と外科医〉

国家試験によって医師資格を取得した者たちのうち、内務大臣によって任命される。これらの医師たちは学生たちを補助し、指導する役割もある。

〈病室監督者〉

初期には修道女が行っていた。その役割は、病室や台所、洗濯室の監督である。実際、19世紀半ばには、修道女たちは患者の看護にはほとんど直接従事していなかった。しかし、管理者としての役割は行っていた。それについてコリエールは、1888年の「イギリス医療新聞」上でイギリス人医師が「フランスの病院における修道女の仕事」を紹介していると述べている。それによれば、「パリの病院で任務に当たっている修道女は、今日、われわれの言葉で理解している看護婦ではない。彼女たちは病室を管理し、各種の病院業務を行い、注意深く、また時には愛情深く統率していた……。しかし、包帯を巻くなど、看護に関しては、彼女たちは基本的な知識すらほとんどまったく何も身につけていなかった[21]」。

〈看護人〉

当時の記録によれば、「粗野で俗っぽく、無作法で、十分に給与が支払われていなかった」。女性はほとんどいなくて、数少ない女性は労働者の妻であるか、あるいは農村出身であった。男性たちと同様、彼女た

ちは字が読めず、彼女たちの仕事は莫大な量の家事であった。

2. 看護学校の誕生

(1) 初期における看護人の養成

　職業的な看護者の養成は、当初、男女を問わず行われていた。基本的な教育を受けたとされる者は、職業としての看護の道に進むことができる。原則は、男女を問わず、6カ月間の実習の後に「infirmier/ère」と呼ばれ、3年後には「一等看護人 (premier infirmier)」となり、さらに、2年後には、「代理人 (suppléant)」となった。そして「補助監督者 (sous-surveillant)」になるには、さらに2年、もう2年で「監督者 (surveillant)」となるのであった。このように、グレードは年数につれて上昇するのであるが、それほど十分に考慮されたとはいえなかった。たとえば、数カ月の実習の後に、グレードに応じて奨学金が出るとされているのだが、適任者がいると判断されれば、すぐに任命されることがあったという。しかし、行政側でも水準を上げる制度を作っておきながら、改善されるとはかぎらなかったり、未経験者をいきなり責任者にしてしまったり、政府、そして看護人自身の両者、どちらも看護職の質を上げていくという点において、システムは十全に機能していなかった。

(2) 世俗化された病院の状況

　第三共和政という時代背景の下、看護の担い手は看護修道女から一般人、とくに女性に変化していく。それでは、当時の病院の状況や看護婦の様子はどのようなものだったのだろうか。アミルトンによれば、「パリの病院の看護婦は、いまだなお改善されておらず、彼女たちの休憩室

は居酒屋のようなものだったという。献身的な医師がアルコール依存症に対する説明会を開いて説明するほどであった。そして、病人に接することが多いからか、他の多くの仕事よりも死亡率が高かった。医師たちは、不健康な住まいと結核について調査し、これによって病院の中での自治というものが始まった。食料は過剰に与えられていたが、食堂は大衆的で、各看護婦は食堂で紛失してしまうのを避けるために自分たちの食器をポケットに入れていたというありさまであった[22]」。

アミルトンが言うには、実際、過酷な労働の割には、あまり大切に扱われておらず、床の清掃、重いものの運搬などもしており、もっと良い待遇を要求してしかるべきであったのだ。しかし、「彼女たちは、わずかながら自分たちの社会的重要性について意識しており、自身の職業的な尊厳についても考えていたので、やがて鉄道職員のような労働組合の設立を要求した。そして、街中に住むことが保障され、どのような役割の者であれ、あらかじめ決められた労働時間が守られ、雇用者から離れて住むことができることを要求した[23]」。そこで政府も、看護婦の募集条件を改善しようと試み、まず、彼女たちを小学校に行かせることを義務とした。なぜなら彼女たちは読み書きなど基本的な訓練すら受けていなかったからである。

(3) 医師による看護婦養成

看護婦の養成は、医師が中心となって進めていった。たとえば、1835年、パリで行われた看護婦の養成で初の試みが行われていた。それは、病院スタッフのために入学準備学校を設立したことである。この試みは1845年まで続いた。また、1878年から88年までの10年の間に、パリで17の病院が世俗管理（laïcisation de l'hôpital）となり、養成においても看護修道女から世俗の看護婦、つまり、一般女性の看護

婦の養成傾向が顕著になり、いくつかの施療院において看護学校が併設されることになった。これは、事実上の看護職の誕生[24]といえる。さらに、1902年には、首相エミール・コンブ（Emile Combes）の通達により、看護婦の養成は、各自治体の主要な病院内に看護学校を設けて行うことが決定した[25]。

　看護スタッフを教育するという必要の緊急性が高いと考えた市議会の「医療と身体」部門のスタッフたちは、ブルヌーヴィルが「男らしくて一風変わった性格が病院の再編に必要だ」と考えたことから男性スタッフが適任であると判断し、1877年にロンドンのいくつかの病院に彼らを派遣した。そして同年12月に市議会によって看護学校の設立許可が下りた。また、自治体初の看護学校は1878年4月1日にサルペトリエール病院に作られ、続いて、同年5月20日にビセートル病院、1888年5月24日にピティエ病院、1894年12月11日にラリボワジエール病院にそれぞれ看護学校が設立された[26]。

　しかし、実際は、これらの学校のレベルは、当時のイギリスやアメリカのそれとは比べるべくもなかったという。どの学校でも、リーダーになるべき人材の育成には及ばなかった。コリエールは言う。「1つだけ良い点があるとすれば、これらの講座は、『下働きの人々』にも開かれていたということである[27]」。それは、病院のすべての職種、たとえば、荷車引き、担架担ぎ係、病室掃除係、売店の売り子などを含む。彼らも講義を受けて勉強すれば、「看護資格免状」がもらえるのである。これらの生徒はアルファベットがわからなかったので、まず読み書きを習った。優秀な生徒は「初等資格クラス」を受けることができたという。講座は、解剖、生理学、外科などで、これらは医師が教え、病院運営に関しては病院長が教えた。これらの学習レベルは、しばしば生徒の理解を超えていたが、まれに優秀な生徒は、すぐに監督者コースに移っ

ていった。初めのうちは講義を受けるのは自由であったが、やがて、すべての病院で働く看護人はその付属の看護学校で学ぶことが義務となった。生徒は、夜間に講義を受け、日中は病院で働いた。のちに、看護学校の教育期間はパリ病院公的援助局の所長であるムズュルール氏によって2年間のカリキュラムに改正された。

(4) アミルトンによる看護教育——ボルドーの看護学校

地方では、看護スタッフ養成などの点で、パリから影響を受けるところも少なくなかった。ここでは、行政が主導で運営されていたものの、その一方で、いくつかの地方病院では、アミルトンがボルドーのトンデュ病院などで推進していたような自治運営が行われていた。この2つの動き以外にもボルドーでは、プロテスタントの教会によって設立された看護学校やフランス赤十字病院、私立パリ看護学校などが存在した。

アミルトンは、看護システムの改良に非常に意欲的であったが、その博士論文は賞賛と尊敬そして、それ以上に、彼女いわく「何ひとつ変わろうとしない人々からの敵対心」が向けられた。彼女はパリでの実質的な看護の再編を懇願したが、狭量な人々の抵抗にあってあえなく断念した。というのは、社会——政治的な影響による変化とリスクを考えたからである。彼女の影響力は大きなものだったので、中央で行おうとしていた再編案は地方都市で成し遂げられた。以下、彼女の記録から適宜、該当箇所を引用する[28]。

1884年にボルドーの「健康の家」と呼ばれた療養施設では、院長である外科医で医学部の外科教授ドゥモン医師と所長のマダム・モメージャが、看護講座を開講し、その講義には多くの女性聴講者が集まっていた。しかし、モメージャ自身、一般的な看護教育を受けたものの、考

えに偏りがあるのではないかと、教育に自信が持てず、毎日行われる実習は満員であったが、患者への実践となると、そのベッドサイドからは遠いものであった。そこで1890年、モメージャは、授業料なしの看護婦学校を設立しようとする。というのは、伝統的な宗教観がなくならない中で、かぎりなく世俗化された、また、誰にでも開かれた学校を作りたかったからである。のちに、この学校でアミルトンがナイチンゲールのメソッドによる近代的な看護婦養成のシステムを導入することになる。フランスにこの方式が導入されたのはこれが初めてであった。

入学資格は、
・世俗の初等教育を受けた女性であること。
・看護資格者となりたい人、学校の運営も行える人、次代の人々を教えられるようになる人、

などである。

1886年には試験制度が作られ、最初の資格は「傷病兵救助会」の名のもとに付与された。在学期間は、2年間でアンテルヌ（住み込み実習）生8名、エクステルヌ（通学実習）生無制限という状況であった。アンテルヌはプロテスタントの信者で、エクステルヌは宗派を問わず、いかなる宗教の信者でも入学が許されるというシステムになっていた。

1901年、アミルトンは、マダム・モメージャに呼ばれた。その年には、設立以来295名が登録し、14名のアンテルヌ生と86名のエクステルヌ生が免許を取得した。この「健康の家」の病院部門運営は、同年5月からアミルトンらに任されたので、よい看護婦を育成するために最も良い方法をとろうとしていた。たとえば、海外の病院で行われている実践をフランスの習慣に合わせて調整しながら導入することなどである。アミルトンいわく、「それは、すばらしい成功を収めていた。イギリス、アメリカ、スウェーデン、ノルウェー、ドイツ、オランダ、デン

マーク、そして忘れてならないのが、日本のすばらしい看護方法[29]などを取り入れた教育であった」。

アンテルヌ生

入学資格は、プロテスタントであること、21歳から35歳で、きちんと教育を受けていて、健康で、この仕事に対して必要な道徳観を持っていることが挙げられている。また、8名分の奨学生枠があり、それ以外に、年間1000フランの学費で入学できる枠がいくつかある。後者は、看護婦になりたいという気持ちだけでなく、個人的に学費を用意する財力がなければならない。教育機関は2年で、2人1組で食事、洗濯、実習や講義を受けることになっている。

〈アンテルヌ生の実践教育〉

この病院では、大人と子ども合わせて68名の病人を受け入れることができ、内科、外科、その他各科に分かれていた。11人の医師が病室をまわり、ほかに無料診療部門では、宗教にかかわらず、すべての病人が受け入れられていた。生徒たちは、それぞれの病室に配属され、すでに免許を取得している者たちの指導の下、それぞれの場所で3カ月間、病院業務のすべてに慣れるよう訓練された。朝の6時半から夜の9時まで、1日2時間の休憩をはさんで実務経験を積み、月に1日、1年に1カ月の休暇をとった。病院の近くに親類縁者のいない者は、病院への勤務と外出に保証人が必要であった。

〈理論教育〉

最初の1年は、月に8時間の講義を受け、3つの試験とさらに学年末の最終試験に合格しなくてはならない。2年目は、月に12時間の講義を受け、年に16回ほどの面接会議に参加しなくてはならない。この面接会議は、教育部長と所属する医師か外部の有識者のどちらかが参加して評価した。1年目には、解剖学、生理学、薬学、外科学の基礎、衛生

などの講義が行われた。2年目には、さらに、解剖学や生理学について学び、内科、外科など種々の病気について学ぶと同時に、小児科部門についても学習した。

エクステルヌ生

　彼女たちの学習の場は、主に、この病院の無料診療所の診療に立ち会うことが中心となる。それぞれ、各部門の専門家について2カ月の間、8回分あるいは16回分の診察に立ち会い、包帯の巻き方や医療機器の操作などを習得する。また、アンテルヌ生と一緒に講義にも参加する。希望者は実習も受けられるが、生徒たちは、近くに住み、正規のエクステルヌ生として2年の間、病室に午前8時から正午までと午後2時から夜の7時まで勤務することが望まれ、アンテルヌ生と同じように、時には夜勤を行うことも要求された。こうして、エクステルヌ生でも、アンテルヌ生と同じ受講の権利を得ることができた。彼女たちは、ここで学んでいる間、肉体的にも精神的にもつつましく配慮し、衛生状態や健康にも気を配り（睡眠や日々の外出にいたるまで）、患者にとって何が有効であるのかを考えて看護し、できるかぎり、すばやい対処をすることを第一の目標として養成されていた。

　以上、当時の看護学校の一例として、アミルトンが組織し、勤務したボルドーの看護学校を挙げたが、当時は看護学校設置や資格の公的な基準はなく、それぞれの学校で独自に教育目標や授業内容が設定され、入学資格、規則なども決められていた。たとえば、ボルドーの看護学校と同じ頃に運営されていた、パリのアミヨ通り10番地の看護学校「病人援助職業学校（L'Ecole professionnelle d'assistance aux malades）」は、7年の教育機関が設定されていた。

　アミルトンは1902年にこの「健康の家」の全権所長となり、ロンドンの病院から呼び寄せたキャサリン・エルストンというイギリス人とと

もに、職業看護の基礎を教える最初のプログラムを行った。プログラムは2年で、患者のベッドサイドでも訓練が行われ、資格を取得した上級看護婦のもとですべての看護学生は、行政側に一切規制されることなく病院実習を受けた。1903年の終わり以降、病院で育成されたすべての看護学生は無料で助産術を学び、この学校が認定する「病院看護婦資格」を取得した。

訪問看護

また、1908年、アミルトンは訪問看護のクラスを作ったが、実際に機能したのは第一次大戦後である。また、同年には、第1号の訪問看護婦であるアモリー嬢が家庭訪問をしているが、修道女ではない世俗の看護婦がやってくることで非難されることも少なくなかったという。しかし、こうした偏見にもかかわらず、訪問看護は盛んになっていく。訪問看護への人々の抵抗が少なくなったのは、それまでの病院のイメージの悪さゆえに、訪問看護のほうが安心だと考えられたことと、修道女など聖職者の訪問が歴史的に存在していたからではないだろうか。

このように見てくると、世俗化以前の看護はモラルや献身によって成立していた一方で、世俗化以後の看護は仕事として有能かどうか、知識や技術が重視されたという側面を持つ。アミルトンは、その両方を同時に持つことを要求していたが、その理想に近づくにはさらなる時間が必要であった。

3. 病院の世俗管理と看護の変化

(1) 看護の担い手

　アミルトンは、フランスには、患者を看護する者は二通りいたと証言している。それは、garde-malade [30]（男女同形）と infirmier/ère である。一般的には、前者が病院外で働く者、後者が病院の中で働く者と考えられていたようだが、アミルトンの解釈 [31] では、「1. 患者を看護するすべての人であるべき。2. 修道女や病院で働く世俗の看護者も該当。3. infirmier/ère の下で働く者も該当する」というものであった。また、看護の担い手は mercenaire と呼ばれることもあったというが、アミルトンの記述からこれらを検証したい。

〈garde-malade〉ギャルドゥ・マラードゥ

　「ギャルドゥ・マラードゥがどのような存在であったかというのは、この半世紀間のいくつかの書物によって明らかになってきている [32]。たいていの著者は風刺して描くことが多く、たとえば、年増で、垢じみていて、太鼓腹で、醜い顔で、良い患者を選別して食い物にする、ドーミエの風刺画に出てくるようなイメージである。同時代の作家、アンリ・モニエの描くギャルドゥ・マラードゥであるマダムベルジュレは、不潔で、いつもぶつぶつ言っていて手癖が悪くて患者を苦しめるキャラクターだ。有名なシーンをアミルトンの記述からここに再現してみよう。

　　マダムベルジュレ：あのしわがれ声が、朝食の前に何か用事があるって言っていたけど、まったく何なんだろうね。

患者：マダムベルジュレ、そこにいるのですか？
マダムベルジュレ：ええ、それで？
患者：すぐに来てもらえますか、マダムベルジュレ？
マダムベルジュレ：行きますよ。（傍白：「あの年寄りのばかめ！」）

　次のシーンでは、マダムベルジュレは、患者に口やかましく言いながら患者の用事を聞いて、いやいやながらそれをこなし、患者の代わりに医師の問診に答える。とはいえ、アミルトンによれば、「こうした、人を不快にさせるような人は、今日、ほとんど農村などの一部の地域にしか存在せず、都市部のギャルドゥ・マラードゥは、かなり改善された。彼女たちは清潔で謙虚になったのだ。しかし、実際のところ、無知なところはある。彼女たちが手にしている免状というのは、何の価値もない学校によって配布された無能さの証明でしかない」。

　また、彼女たちは、「けが人救助の講座をいくつか受けていて、病院では看護監督者に従って看護の名の下に病院の中をふらふら歩き回って、どこかで聞きかじったちょっとした医療知識を自慢したり、自分が患者を看護できるという自信を過剰に持っていた[33]」。医師たちの一致した意見は、「何もしなければいいのに」というものだ。そして、病院の中で何年か働くと彼女たちは、その技術を持って街の患者たちのもとへと向かうのであった。

　〈mercenaire〉メルスネール
　あまり、その存在は知られていないが、看護を行う者をメルスネールと呼ぶことがあった。本来は、「金で雇われた」という意味だが、アンフィルミエ/アンフィルミエールやギャルドゥ・マラードゥなどの世俗の有償看護人をこのように呼ぶのだ。また、修道女の看護と異なって金銭で雇われているので、世俗の看護人を「金しだい」、「報酬目当て」と

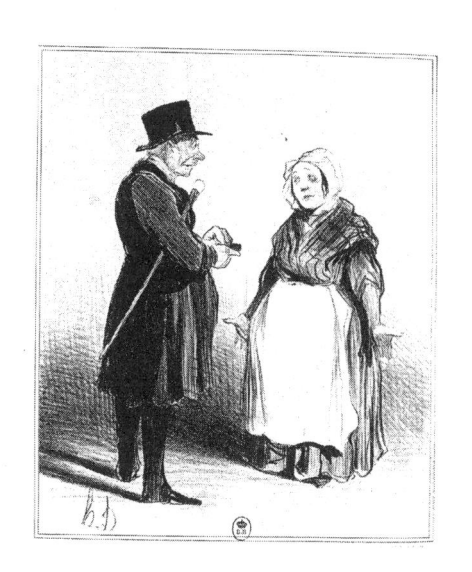

図3-2 医師とgarde-malade（19世紀の風刺画家、G.ドーミエ作）。

揶揄するときにこの呼称が使われた。

　このように、看護の担い手は世俗の看護人へと切り替わり、アンフィルミエ/アンフィルミエールやギャルドゥ・マラードゥ、時には、メルスネールと呼ばれた。しかし、看護人を意味する語として、ギャルドゥ・マラードゥは使われなくなり、アンフィルミエ（エール）で統一されるようになる。さらに、この語は、国家資格の看護師を表す語となった。

(2) 看護の歴史に登場する男性たち

　アミルトンらによって描かれた看護の歴史において、19世紀当時、看護の役割を担う男性がいたのだが、それは以下のような者たちである。これによって、当時の看護の状況が浮き彫りになるであろう。

〈Le garçon d'amphithéâtre〉臨床教室の解剖人

　アミルトンは、医学部の円形階段臨床教室の解剖人たちも看護人の一種として分類している。アミルトンによれば、「男性看護人の存在は、一定の場所でしか正統なものとは認められなかった。その場所とは死体安置所である。そこでは、彼らの人格が大いに改善されるべきであった。もし彼らが死人の髪や歯を売ったり、解剖の準備に使うアルコールを飲むようなことしかしないのだったら、亡くなった人の両親はこの事実を知って大いに傷つくであろう」として看護人の実態を述べている[34]。こうした解剖人がいる一方、次に挙げるのは、実際にパリのアミルトンの病院で行われていた死体解剖の様子である。死体安置所にあるすべての遺体が家族へ解剖の許可を取って次々と解剖される。その遺体の手首には住所と名前が記されていて、解剖が終わると経帷子を着せてその住所のもとに戻すことが彼らの仕事であった。

〈infirmier〉男性看護人

　アミルトンは言う。「病院にいる看護人たちは、相変らず、不潔でモラルが低く、知識や技術も未熟だった。彼らは、何世紀も前から変わっていない。とくに、男性看護人は本当に何も変わっていない」。さらに1841年に書かれたキュルメールの『フランス人が書いたフランス人』を引用している。男性看護人は、「憐れみの精神と無知と大食であるがゆえに看護という献身的行為を行っているというのだ。大食という最後の言葉に驚いてはいけない。消毒用のアルコールが飲まれないように、病院側も吐剤を混ぜたりしていた。また、男性看護人は、皆『ジャン』と呼ばれていて、その能力いかんによっては、外科用の小刀（メス）を持たされるときもあった。手術をする前に、まず死体の解剖を行い、次に、生きた人間にメスを入れるという段取りを踏むのである[35]」。このように、男性看護人が「ジャン」と呼ばれていたということは、個人

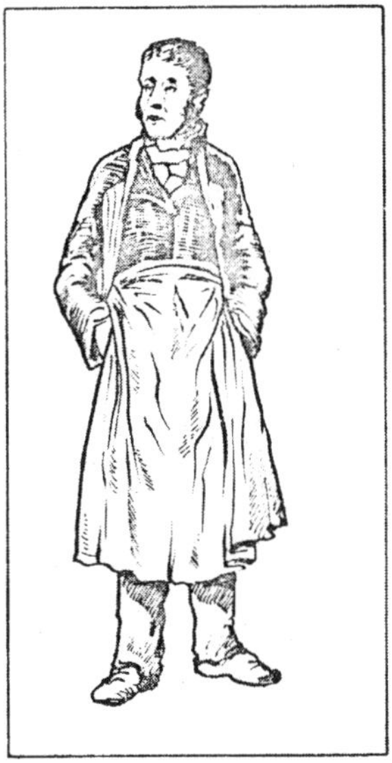

■第3章■看護の職業化　157

図3-3　典型的な男性看護人（1840年）。

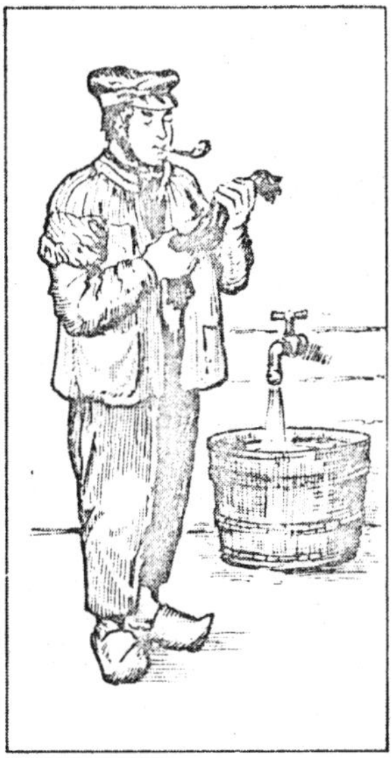

図3-4　医学部の円形階段臨床教室の解剖人。医師の指示を受けて実際に解剖を行う（1840年）。

を特定する必要がなかったということで、皆が同じ仕事を同じようにすればよかったということなのだろうか。

　また、アミルトンはブルヌーヴィルのこのような引用を挙げている (36)。「その仕事が何であれ、仕事のない労働者がスタッフの欠員のある病院にいるとき、彼らは常に看護人とみなされる。それは、女性の場合にも当てはまる。ブルターニュの女性やフランシュ・コンテの女性たちは、パリに仕事を探しに来ていたものだが、彼女たちは、病院を一種の宿屋代わりに使っていてそこに滞在していた。人手が足りなくなると、彼女たちは、即席の看護婦になった」。さらに、ブルヌーヴィルは

付け加えて、「皆さん、よく新聞などで、男性看護人の患者への乱暴な扱いの話や、彼らの起こす盗難の話など読んだことがあるでしょう」と締めくくった。また、アミルトンは、ouvrier（一般の男性労働者）も仕事を求めて病院にやってきていたが、家庭のない労働者は、病院にやってきては同郷人と飲んだり悪行を行っていて、このような連中はいつまでたってもなくならないと言っている。

しかし、こうした男性の手による看護行為は、看護職者が女性を中心に養成され、女性が看護の中核を担うようになるにつれて助手的な位置づけにとどまるようになった。

(3) 病院内の様子

〈患者の生活とプライバシー〉

アミルトンの記録によれば [37]、起き上がれる患者は自分でトイレに行ったが、トイレ用の紙や手を拭く紙などはなかった。また食事の際、テーブル用ナプキンもなく、ナイフもなかったので肉なども指でちぎっていた。それでは、起き上がれないような患者はどうしていたのだろうか。彼らは、決して体を洗ってもらえなかった。皮膚は、垢がこびりついていて、体を満足に動かすこともできなかった。ベッドは、1週間そのままで、風に当てるなどということは決してなかった。ベッドの下は、ごみやぼろ布がたまっていて感染症の巣となっていた。

また、大部屋の病室で、検査をしているときなどに衝立を立てて、他の患者の視線をさえぎるという発想はなかった。さらに、医師の診察中、婦長に指示を与えるときに患者が寒くないように、あるいは、はずかしくないようにするなどの注意もほとんど払われなかった。看護婦は、別の病室に運ぶ際に、患者に短いシャツを着せただけであったが、分娩室では、出産中の女性には覆いがかけられるなどの配慮がなされて

いた。

〈看護人たちの風聞〉

　では、当時の看護人たちの評判はどのようなものだったのだろうか。アミルトンはいくつかの事例を挙げている。「病室では、まったく服装に頓着しない婦長の姿というものを目にした。その婦長は、まくれあがった毛のワンピースにアルザス風の黒いふちなしの帽子などを身につけていた。一方、看護補助員はさらに服装には無頓着だった。そして、看護人たちの態度があまりにも粗野なので、患者の尊厳は踏みにじられることが少なくなかった。また、酔っ払った看護婦は、包帯用の綿にくるまって非難されたり、また、別の看護婦は、患者の浣腸用に40グラムの石炭酸を使って殺人罪に問われたりした。一方、男性看護人は、自分のワインを奪い取ろうとするのを見て抵抗した患者をひき殺した(38)」。アミルトンによれば、「これらの事実は、この生業が誕生してからいつの時代も聞かれる話である。なぜなら1901年の4月の新聞では、とても熱い湯の中に子どもを置き去りにした残酷な看護婦の話が載っているからである。さらに、別の看護人は、子どもに蜂蜜と間違えて塩化亜鉛で浣腸して死なせてしまったりした」。

　アミルトンが言うには、これらの看護人たちの無知は、消毒の問題などにおいて最も大きな障害となる。そして彼らが自分たちに能力があると信じていること自体が最も危険なことなのである。なぜなら、彼らは、良心的に科学的認識の下に細心の注意を払って看護を行っていると勘違いしているからだ。「上級」のinfirmierであっても、消毒器の使い方がわかっていなくて、ホルマリンをやたらと部屋中に撒き散らし、そこにいた人々は涙を流す有り様だったが、そのやり方が正しい消毒の方法だと信じ込ませていた。溶液でぬれた指、不潔な手で触れられたガーゼ、消毒されていない器具、「看護監督者」のすべてのこうした無

知には、無知であるがゆえにまったくの悔恨の情は見られない。子どもじみた目をしていて、ことの重大さ、厳粛さを感じることはできないようだと述べている[39]。

(4) アミルトンの歴史的証言の価値

　当時の歴史的証人として、また「医」の現場にいたほかならぬ医師として、アミルトンの歴史的な証言は、非常に重要なものであるが、しかし、彼女のディスクールを当時の一般的なものの見方としてそのまま信じるわけにはいかないだろう。というのは、彼女は、看護に対して、他国、とくにイギリスのナイチンゲール方式を非常に優れたものと評価しており、従来の修道女中心の看護に否定的であったからである。それゆえ、アミルトンの理想的な看護の考えが書かれているかもしれないので、その点については慎重に史料を検証しなくてはなるまい。

　さらに、アミルトンは、歴史的伝統、とくにキリスト教の影響を受けている看護というものに対して非常に懐疑的であった。たとえば、エクスラシャペルの公会議（816年）で「教会の祭式者は、少なくとも四旬節には貧者の足を洗わなくてはならない[40]。それゆえ、病院というものは、そこに安心して行くことができるように、いたるところに設置されるべきである」と述べられたことを引用して、「今日でも司教たちは、聖木曜日（復活祭に先立つ木曜日で、キリストが亡くなる金曜日の前日に当たる）には、貧者の足を洗うけれども、教会の外では行わない」として、19世紀末から20世紀当時の教会を批判する。おそらく、19世紀以降、世俗化が本格的に行われ、制度上でもさまざまな点で変化があったので、このような書かれ方がなされているのではないかと思う。

　アミルトンにとって、従来のキリスト教の精神に基づいた看護は、当時の盛んになってきた近代医学の教えからは離れた（当時の視点から見

て）非科学的なものに見えていたのであろう。彼女は、やがて、ナイチンゲール方式 (41) の看護に興味を覚えて研究を進めていくうちに、理想の看護はいわゆるナイチンゲール方式の近代看護であるとし、それまでのフランスの伝統的な宗教的看護を批判する。とはいえ、宗教的な色彩を帯びた看護というものが、それまでの歴史において主流であったことは間違いなく、無視できないものである。

　アミルトンが、これまでの看護を否定する理由として考えられることは、看護というものが、この19世紀末から20世紀にかけてちょうど変化する時期であったからであろう。というのも、彼女は、まず、医師として病院の中にいたということ、つまり、従来の患者のように受身ではなく、大きな枠組みの中で協働する相手として看護人を見ており、どのような相手と協働したいかという視点が常にあったのではないか。たしかに、それまでの看護は、体系的な教育も施されない素人による医師や患者の手伝いであり、高い職業意識や使命感とは無縁だったことは容易に想像できる。とくに、この時代までの看護は、修道士や修道女による信仰生活の中における看護が、他者による看護の典型であったがゆえに、金銭の授受が介在して行われる看護というものに対してアミルトンも含め、社会全体が懐疑的であったのだろう。

III. 女性の適性と看護

1. 女性をめぐるディスクールと看護

　以上の歴史的な看護の変遷の過程から明らかになったことは、看護を中心になって行ったのは、女性であったということである。脱宗教化などの社会的な動きに伴い、時代の要請によって看護のあり方も変化していく一方、女性に看護の適性が認められ続けた理由について以下で考察する。

　レオナールは、「革命暦11年のヴァントーズ月19日（西暦1803年3月10日）に、女性によるすべての医療行為が禁止され、その後は看護の分野に女性の活動が限定された[42]」と女性による医療行為が限定されていく様子を示している。こうした女性と看護の結びつきはいかにしてなされていったのだろうか。

　第一の例として、ブルヌーヴィルは、学校や病院など、あらゆる「場」に修道女が支配的に存在することを好まず、家庭や学校教育など社会全体の世俗化（laïcisation）を推し進めようとした一人であった。たとえば、修道女であれば、教員免状が必要でない従来の学校教育のあり方を批判し、「かつて、学校教員には、修道女であれば自動的になることができたが、現在では免状が必要なため誰も修道女にならない[43]」と修道女の存在を否定した。

　1878年には「献身的ではあるが技術面では経験不足であり、良心の

自由の原則と両立しがたい布教熱に取りつかれたままの修道女たち」に代えて「同じように献身的で、しかもより多くの知識があり、宗教的な事柄に関して寛大な世俗の職員」を採用するべく、パリに看護学校を開設した。看護学校では、職業上、必要な知識のレベル向上を目指すだけでなく、基礎的な教育を行おうとした。これは文盲をなくすためだけでなく、看護婦として、すなわち女性としてふさわしいイデオロギーを植えつけ、修道女が持つ献身的精神を持ち、凡庸さを保ち、「医」の現場において突出しないことが求められたからである。そして看護婦として「若くて従順で政府のために長い間働いてくれる者たち」を養成しようとした。男性医師たちは看護婦に対して、多くが男性である医師の聡明な協力者としての女性の養成を求めたのであり、男性医師にとって、看護婦は都合の良い程度に「聡明」であればよく、男性と同等あるいは男性以上の「聡明さ」は求められていなかったからである。女性に求められた能力は男性を超えるものではないという条件つきのものであり、女性を賛美するディスクールは男性を脅かさないという「条件つき」の賞賛だったのである。

2. 職業看護婦の評判

(1) 職業看護婦のすすめ

　また、ブルヌーヴィルは教権支持の演説家であるランベール・サントゥ・クロワのこのような演説を挙げている。

　　「若いお嬢さん、そして未亡人の方々、あなたは将来、伴侶を見つけるでしょう。結婚した女性は、夫や子どものいる家庭生活につ

いて考えるのです。若いお嬢さん方、あなたたちは、独身の誓いでもしないかぎり、来るべき未来の家庭生活について夢見るでしょう。未亡人の方は、将来、再び結婚生活を送ることを考えているか、受動的な服従、あるいは犠牲と従順の精神を甘んじて受けるような年齢ではないと思うのなら、若い娘であった時分の染まりやすいおとなしやかな心を持たなくてはなりません。忠実さや献身がどのようなものであれ、あなたがたの仕事には、年に 600 フラン [44] の手当てがつくのです。ですから、あなたがたは、もっと条件の良い待遇をという野心を持ってはいけません。何しろ、(伝統的に看護を行ってきた) 修道女たちは、この世において何の報酬も期待していないのですから [45]」。

こうした言い回し、「――してはならない、さもないと恐ろしいことが起きるであろう」といったディスクールは、発話者の言いつけを守らなかった結果起こるであろうことを確実に予感させ、その兆候の中に存在するものを、聞き手の想像力を利用して具現化させる想像上の見せしめである。この想像上の見せしめがもたらす力の背景には、発話者と聞き手の間で共有された世界観があり、発話者が持つ権威によって社会的な規範などを発話者が妥当とするディスクールに仕立て上げることができるという前提のもとに成り立っている。その結果起きることの正当性を聞き手も認めるのならそこに「支配―被支配」関係があることは明白である。つまり、サントゥ・クロワは、聞き手である若い娘と未亡人たちの未来を予告する権威を持ち、また、彼女たちはサントゥ・クロワの中に権威を見出しており、その権威の提示と受容といった「支配―被支配」の相互関係の形成によって、想像上の見せしめは機能するようになるのである。

しかし、現実の看護婦の待遇、たとえば、あてがわれた住居は劣悪で結核の温床になっていたほど、悲惨なものであった。そこで、1905年に、ビセートル病院では、『看護婦の待遇に関する議定書』が作成され、次のように述べられている。

「われわれが理想としている『良い看護婦』というのは、現実の看護婦とはまったく別のものである。われわれは、これに志願する勇敢で情熱にあふれた知的な女性を求めている。われわれは、看護婦に良い待遇と設備の整った住居の提供を約束する。弱者や子どもが病院での看護に女性としてのこまやかさを求めるため、母である者や既婚女性が望ましい。今まで決して待遇の良くなかった看護婦であるが、この議定書の提案によってブルジョワ階級の女性たちよりも尊敬に値する女性となるであろう……[46]」。

看護婦が看護を行う病院は厳しい労働環境にあり、上記のような「議定書」が作られることによって他の多くの病院と差異化し、看護を行う者を称えることによって看護婦志願者を募ったのであった。

(2) 職業看護婦への反発

看護職の担い手が変化する一方、従来のように修道女に看護をさせようとする、職業看護婦に反対する者たちも存在した。彼らは、「女性が、新製品の入荷された店先で仕事を探すように病院の仕事をしている」として、一般女性による世俗の看護婦を「金目当ての女（メルスネール）」といって非難し、悪行を数え上げ、「われわれに修道女を返してほしい」と訴える医師も出てきた。このような論争はしばらく続くが、政治的な流れの中では、看護学校を卒業した一般女性による看護——実際には

十分な教育を受けていないのであるが——が主流となってくる。こうして、修道女でない世俗の者たちで構成された19世紀の看護婦に関する描写は以下のとおりであるが、それは、しばしば引き合いに出されるように修道女モデルの影響を受けざるをえなかった。

(3) 望ましい看護婦

　看護が職業として給与を得られるようになっても、その仕事内容は、旧看護修道女に求められていたものと同様であり、当時の「女性向きの仕事」にふさわしく、待遇や生活も決して十全なものではなかった。看護婦の仕事は、実際、家事のようなものであり、医師は、自身の診療、治療に専念しており、女性である看護婦を協力者として認めていなかったが、その一方で、社会と病院は看護婦の献身を当てにしていた。患者の急変や疫病の兆候にも敏感に対応しなくてはならないのは看護婦であり、ルルー＝ユゴンによれば、「例外的な場合においては、みなさん、男性のようになって果敢に取り組んでください[47]」といわれるのであった。また、一方で、当時の医師たちは、世俗の看護婦を以下のように評価していた。「看護婦は家政婦か助手に過ぎない[48]」、あるいは、「看護婦は、医師の補佐であり、医師の代わりになることは決してできないのである。医師に取って代わろうとすることを最も有効に阻止するのは、看護婦にふさわしい教育だけを与えてやることである[49]」。そして、看護修道女でない看護婦は「世俗化した修道女（Une religieuse laïque）[50]」としか見られておらず、独身のまま仕事に身を捧げることを望まれていた。公的援助局の所長であったナピア医師は、次のような女性が看護婦に望ましいと述べている。「田舎出身の少女や子どもがいる女性、施療院に入るほどではないが、ある程度年をとった女性などである[51]」。そのような女性であれば、現状の手当てに満足して不平

を言わずに働くと考えられていた。

　さらにそこには、看護修道女以来の、「看護という活動は往々にして無償の行為である」という観念がつきまとっていた。ルスュールによれば、「看護は、何らかの使命に基づいた無償のものとみなされ、一部では今でもなお、持ち続けられている[52]」という。そしてそれは、モルダクが述べるように「女性の歴史の中で女性の行う仕事には金銭で報酬が払われることはまずない。すなわちこうした看護といった行為は、交換のシステムの中に組み込まれており、それに対する謝礼は、現物でなされるようだ。看護婦というものは彼女たちを使ってくれてはじめてその行為が成り立つのである。なぜなら看護という行為は、経済的な価値を持った事柄ではなく、文化的なものだからである[53]」。

　近代化以降、看護は看護職として、従来の、慈善行為の一つである看護としてのあり方は許されなくなった。また、看護職には2つの側面——医師の診断に基づいた処置を行うことと、患者の世話を行うこと——があるが、医師に仕える看護婦として、同時に、患者に仕える看護婦として、どちらの役割においても「献身」が求められた。そして、看護修道女が看護の手本であったときと同様、職業看護婦においても精神的な犠牲が必要とされたことは、看護修道女の時代から継承されたことであり、その結果、看護という女性の「場」を維持することとなった。

(4) 看護婦の生活

　私立にしろ公立にしろ、この時代の看護学校では男性医師によって教育が行われていた。そこでは、看護を医師の仕事より低い位置に位置づけるだけでなく、看護教育を大義名分にして、男性からの支配を当然のことであると教えていた。そして女性たちは、多くの医師（男性）によってもたらされたステレオタイプを受容した。彼らは、彼女たちに対

して性別によるところの過度の繊細さ、女性のヒステリー、あるいは女性の不道徳を引き合いに出し、彼女たちが病人にワインを売ったり、ものを盗んだとして非難した[54]。

また、時には、このような非難を受けることもあった。

「無知で怠惰で自堕落で酒呑みで最低限の仕事で患者から金を巻き上げたりする。(中略) 閑さえあれば、キャバレーに呑みに行ってしまったり、医師の指示があっても、チップしだいで食べ物や薬を加減したり、身持ちが悪かった[55]」。

看護婦のこうした側面が十分に改善されぬまま、職業化は進められ、指導者側は知識や技術を習得させたが、モラル教育は何も行われなかった。パリの病院看護婦は、次に示すような環境のもとに暮らしていたという。

「彼女たちは、屋根裏の、天井が低くて、部屋の中央以外では座ることもできないような大部屋に寝かされ、ベッドは狭く、何の家具も置かれておらず、洗面台もなく、近くにトイレもないようなところにいた。壁にしろ、ドアにしろ、窓も全く掃除されていなかった。その大部屋のベッドは、一日中、埋まっていた。夜間は昼間勤務の看護婦が休み、昼間は夜勤の看護婦が寝ていた[56]」。

また、グベールは、

「長い間、彼女たちは独身生活と、住まいとして割り当てられた、しばしば病院の屋根裏にあるような小部屋での寄宿寮生活が当たり

前でかつての修道女と変わりない。ナースキャップ（衛生のためであるが）は修道女のベールに取って代わり、しかし、このうえもなくエロティックな装飾品である髪の毛は、そこからはみ出してはならなかった。宝石、耳飾り、腕輪、首飾り、化粧は禁止だった。食事は、しかるべく定められたヒエラルキーの下で、ほぼ静寂のうちに決まった時間内に摂らなくてはならない。革命をきっかけに世俗化を目指したものの、きわめて長い時間拘束することで結果的に独身を強いることとなり、結局はかつての修道院や『女子高等師範学校』とほとんど変わらないのだ[57]」。

19世紀後半から20世紀初頭は、宗教的な献身が、最新の医学的知識や技術などに取って代わられた時代であった。しかし、聖なるマリアの娘である奉仕者として、女性役割の伝統的なイメージは長い間払拭されなかった。看護は、あくまでも医師の補助、患者の世話を行うという規定のために医師よりも低い位置づけをされ、また、看護には、伝統的な「家庭の妻、母としての役割」が付与された。そして、そのことが、「看護には、女性が適している」といったディスクールを生み出し、定着させ、ルルー＝ユゴンによれば、1903年以降、「公的援助局は、看護職の女性化（féminisation）を図ることを徹底させた[58]」のである。

他者に対する看護は、看護修道女によって信仰を糧に行われ、後に世俗の女性が女性として得られる賃労働として行われた。そもそも看護は、日常的な営みの一つであったが、常に女性に割り振られた仕事であった。それは、男性に比べて劣った存在とされていた女性にとって「誰かに奉仕する仕事」である看護は当然の分担であったのである。そして、そのような行為が家庭の外で行われるようになっても、一般に浸透した看護修道女の動機づけとしての「神聖な乙女の犠牲（vocation

の精神」は長い間払拭されなかった。

　当時のディスクールでは、修道女に課された禁欲生活にならった道徳的な看護婦像が描かれる。看護婦の教本にも「純潔を守ることは、看護婦の基本的な徳である。看護婦は患者の母あるいは、姉妹のように注意深く患者の世話をしなければならない[59]」と書かれていた。すなわち、献身的な看護というものが看護の理想とされ、「病む人」もまた、看護婦自身も理想としての看護の枠組みから抜け出せなかったのだ。

　アミルトンですら、「最初の医術は聖職者によって行われた」としてさらに、「宗教的な性格は今日なおも看護婦の中に息づいている[60]」と記している。当時は、世俗化の真っ只中であり、看護の近代化が行われている時代であった。しかし、その中で医師としてのアミルトンはこのように述べたのである。

(5) 看護婦の待遇改善

　看護婦の待遇は徐々に改善されてきた。医師が、患者が、看護婦自身がそれを要求しはじめたからだ。彼女たちには、寝室が与えられ、休憩室や食堂が用意され、患者たちもよく看護してもらえるようになる。医師は、彼女たちにさまざまな情報をもたらし、援助するようになった。政府は、病院がモデルとなる看護学校も設置し、看護の経験豊かな女性が責任者となり、男性の責任者は解雇されるか、会計のみに従事するように決められた。つまり、看護から男性が排除されたのである。そして女性責任者の下に婦長が多くの看護学生を指導し、授業は、病室での実地訓練を中心に行われるようになった。

　看護婦志望者の多くは、ブルジョワ階級の出身であった。実際、フランスには、訓練を受けた多くの女性たちが存在し、すでに資格を持ち、あとはそれを活用しさえすればよかった。看護人のキャリアは開かれ、

看護教育は容易になり、看護婦の役割に向けられた誇りは高まり、患者に対して質の良い看護が行われるようになった。この様子をアミルトンは「こうして知的なプロレタリアが誕生した[61]」と評した。

一方、看護婦の給与についてナピア医師の発言をこのように紹介している。

「報酬なしに働いてくれるのは、やはり修道女だ。彼女たちは、技術の習得はほとんど必要ないと思っており、習得することで患者の様子が変化するということはまったく考えていない[62]」。

この時点においても、医師によっては修道女の無償の行為で看護は行うものだと考えていた。また、看護婦の働きぶりを評価していない病院では、たまたま病院にやってきた頭の良い、身寄りのない少女たちや先天的に体の弱い者、聴覚に問題のある者などを引き取って安い賃金で使っていて、彼らが別の仕事を持ったり、病院を去って家庭に入ったりすることを妨げるようなこともあったという。

当時の給与は、月に約10〜30フランで、重要な仕事を任されている場合、40フランになることもあった。しかし、そのような金額では衣食住をまかなうにはやっとだった。婦長でも50〜75フラン程度で、15年勤めると恩給が支給される。かつてパリでは、修道女が病院で宗教的祭務を行っている際に、代わって看護を行った者たちはチップをもらう習慣があった。アミルトンが引用する1875年刊行の『医学の進歩（*Progrès médical*）』によれば、こうしたチップの習慣はなおも続いていて「最も簡単なサービスから料金表で決められていて、洗面器を持ってくる、湿布を貼る、芥子泥療法などなど。ああそうだった、患者はお金を持っていないのであった。でもキナ酒や砂糖入りのハーブティー

は、時々、薬局からベッドに運ばれるまでに行き先が変わってしまうことがある。つまり、それらの名札の付け替えが行われているのだ[63]」。

3. 女性労働の機会

(1) 女性の「生得の資質」

　依然として女性に対する偏見があり、限定された分野ではあったが、彼女たちは仕事をし続けた。女性は、男性と違って、当時のイデオロギーによって誕生した「母性」を持つ女性という「場」の中で、それにふさわしい分野にかぎって雇われていた。哲学的、宗教的なディスクールは、こぞって女性をある属性に固定化し、そのことが、男性である医師より軽んじられた肉体労働的な仕事に盲目的に従属させておくことに利用された。このように、従属的な「場」に位置づけられた女性の、無賃労働であった看護も19世紀の「母性」の発見と、女性の活動の場の部分的な開放によって、一つの仕事として再編成される。それは、従来の経験的な知に基づいた看護ではなく、医学的知に基づいた教育を施された女性たちの手によるもので、十分とはいえないながらも賃労働として認められ、やがて、公の資格を持ちながら女性らしい一つの職業として成り立っていく。
　一方で、それは、男性が日常的に行っている他の職業分野への幅広い選択を、女性に対しては阻むことになった。こうした社会的現実が、女性の、ひいては看護職従事者の大多数である看護婦への社会的統制を強め、相対的に、多くは男性である医師の地位を向上させていった。この「女性の仕事」に囲い込まれた伝統を持つ女性たちの女性性の維持が、さらに、男女の社会的な力の差を押し広げている。女性の仕事の部分的

な開放は、女性にとって「自立のチャンス」であったが、それ以外の仕事の開放を困難にし、さらに、多くが男性である医師の仕事に従属する看護婦にとっては不利な、医師の、ひいては男性の支配力の増大を生み出してしまった。

　また、女性労働者の特徴としては、独身者が多いことが挙げられるが、これはあらゆる女性向きの仕事に見られた傾向であり、炭鉱で働く女性も病院で働く女性も同様であった。「既婚女性は、家庭にいるべきである」といった、家父長制的なイデオロギーを反映して、逆に独身女性は家庭にいるのではないから、家庭の外で働く女性労働者には独身が多くなる。そして、独身者は、家庭の事情などで休日や休暇を要求することもないと考えられていた。さらに、「女性は、献身的であるべきだ」というディスクールの存在によって、労働時間を延長することが可能になるのである。

　女性労働者は、歴史的に構築された女性の美徳に訴えかけられる形で労働し、正当な支払いを受けていないこともあった。このような過酷な条件のなかで女性が働き続けた現実の積み重ねが、劣悪な労働状況を実現させ、女性の美徳とともにこうしたやり方の再生産の原動力となり、それは、「女性とは、忍耐という美徳を持ち、献身的に働く」という女性像を維持した。このことは、再帰的に女性が持つ女性像に影響し、女性自身が女性とはこのようなものであるという内面化の手続きへと女性を向かわせたのである。

　ここまで、革命後の女性の労働と看護分野への囲い込みについて論じてきたが、次に、第三共和政以降、看護の位置づけが社会的に定まってくる中で医師業と女性はどのような関係にあったのかを見ていく。

(2) 女医の存在と看護

19世紀になると、女性が看護の「場」に存在することが広く認められるようになったが、一方で、医師職への就業はどのような意味を持っていただろうか。当時の女医に関するディスクールを知ることで、「女性向きの仕事」とされた看護を逆照射し、「医」における分業に関して両者の位置づけの違いを論じてみよう。

当時、女子の教育という点では、大学に進学する以前に、女子は中学校への進学さえおぼつかない状況であり、大学入学は19世紀末に女子にも許可されたが、男子学生の抵抗は極端なものであった。女性の医師国家資格取得は、1875年に認められるが、女性で最初に病院の研修医になった女性、すなわち、大学の医学部を卒業した女性であるエドゥワール・ピリエは、男子学生たちによって彼女の「ひとがた」を作られ、それを火で焼かれるという中傷を受けたという[64]。

このような時代に、同じく医師の道に進んだ女医であり、当時の世界各国の看護婦を比較研究した、アミルトンの、「医」の現場における看護の状況と当時の女性に対する考え方を検証する。

① 「女医」とは男でも女でもない存在

当時、モンペリエは、サレルノと並ぶ医学の中心地で、全ヨーロッパの学生を引きつけた。それに比べて、パリは教官のレベルが劣るということはないにしても、この2都に比べれば、それほどでもなかったという[65]。そのモンペリエで、医師それも、女医（la femme médecin）であるアミルトンがどのような扱いを受けたか想像に難くない。アミルトン自身もこのように書いている。「私の存在は、そこにいるすべての人々、学生も教員である医師たちをも驚かせた。そして、最も優秀な見

習い医師（男性）は階段教室で次のような職業演説を行った。『女医というのは、女性でもなければ、もちろん、男性でもない。つまり、何者でもないのである』と[66]」。このようなアミルトンの述懐は、当時の女性や医師という職業に対する社会の位置づけを表しており、ブルデューの「正統性」の概念を用いて説明することができるであろう。言い換えれば、長年、男性が行ってきた医師職であるがゆえに、医師という地位は男性にとって「正統」であるが、女性として医師であることは「正統」と社会に認められないということである。また、イリガライが指摘するように「女のセクシュアリティは、常に男を基準として考えられてきた[67]」ため、「女医」のように「母に還元されない女と男にもならない女」は、「女性的なもの（Le féminin）」にカテゴライズされないがゆえに、女性でもなければ男性でもなかったとみなされたのである。

② 「女医」の限定性と「看護」への取り込み——女性医療者の「場」

アミルトンは、上記のような困難な環境で医学生としての日常を送ることになる。彼女は、当時、「自分は道を誤まったのではないか」と述べている。やがて、マルセイユの小児無料診療所に配属させられたが、この配属は「女医」として、子どもを診ることは家庭の中の妻や母を彷彿とさせ、伝統的に女性の役割で女性にふさわしい仕事という「一般的な」見方が要因であったと思われる。そのマルセイユで、アミルトンはローザという看護婦に出会うことになる。ローザは、ロンドン病院で看護婦（nurse）[68]の資格を取っており、アミルトンにとって、"nursing"——近代看護（当時の意味合いとしての）とのはじめての出会いであった。そして、アミルトンはマルセイユで彼女と共に14カ月働く中で各国の看護事情に興味を持ち、海外の看護事情を比較することを博士論文のテーマとし、1898年、ロンドンにわたり看護の方法や制度について

学んで帰国する。

　アミルトンは「女性は看護の機能において特別な素質を持っている」と述べており、「これらの機能は、知性、特殊な知識、そして献身を要求する[69]」と記しているのだが、それは、アミルトン自身が、女医としての自らの不安定な社会的立場を安定させるために、女性として「看護の研究＝女性にふさわしい『場』」に興味を持ったことにほかならないのではないか。

　こうして、アミルトンの研究によって、当時の男性だけでなく、女性もまた、看護という活動が女性にとって最もふさわしく、しかも、当時のイデオロギーにおいても、看護は「献身」的であることが必要だと考えられていたことがわかる。また、前述の歴史家レオナールは19世紀末に女性の医学生入学試験の受験権利は得られたが、女性が活躍できるのは、「特殊なある分野、重要でなさそうな部署、それは、婦人科系、小児科系、皮膚科、眼科であった。女性蔑視の世紀は、男性が絶対の社会であった[70]」と述べている。制度がいかなるものであれ、社会的に女性に許される「場」が医師職においても上記のような診療科に限定されていたことを示している。

　当時の男性医師も女性の「医」の分野におけるあり方に関して、限定的な考え方を持っていたことは想像に難くない。アミルトンは、医学部の講義の中で、男性教授モーリス・レテュールは次のように言っていたという。「女性にとって、女らしい感動しやすいその性質を使って、ほかにないと言っていいぐらい、ふさわしい職業というのはinfirmièreであり、garde-maladesであり、sœurである[71]」。19世紀末、そして20世紀初頭の男性、それも医師の看護婦（ひいては女医）に対する見解である。これは、当時の看護に対する、そして女性に対するイデオロギーの一般的な表れといえるであろう。会報『看護婦』でもこのよう

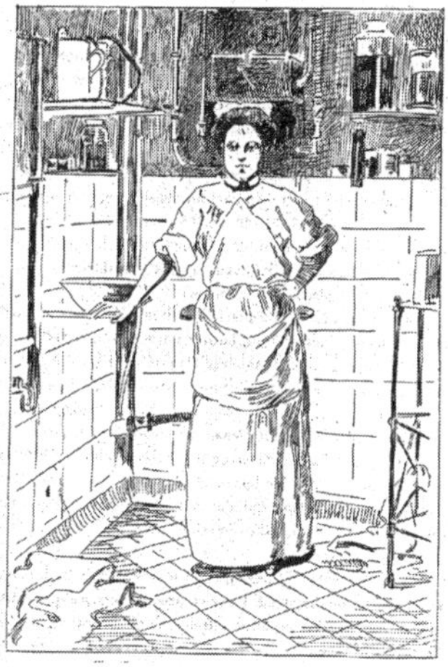

■第３章■ 看護の職業化　177

図3-5　1901年のパリの病院看護婦。

に書かれている。「女性に男性の代わりはさせられない。女性の給与は、女性に見合ったものにしかならないのである(72)」。つまり、看護職のほとんどが女性によってなされてきたように、ジェンダー化された分業であり、それゆえ、看護は、看護として評価されるというよりも女性が行う役割としての評価が先に示されているのである。女性が行う看護は、最も「女らしい」行為であるがゆえに評価される。看護行為の本質がいかなるものであるか、という判断以前にこうした評価がなされているのである。すなわち、近代において「女らしさ」の変容と看護の職業化が、ほぼ同時に起こったということは偶然ではないのである。

註
(1)　山本桂一編『フランス第三共和政の研究』有信社、1966、p. 57。
(2)　Hamilton, A. E., *Les Gardes-malades I-VII*, 1901, Vigot Frères, Paris, I-p.

85, II-p. 44.
(3) 赤司道和『19世紀パリ社会史 労働・家族・文化』北海道大学図書刊行会、2004、p. 3。
(4) 同書。
(5) Croix-Rouge Française., *Histoire des infirmières*, 1980, Paris, p. 275.
(6) Mcmanners, J., *Death and the Enlightenment: Changing Attitudes to Death in Eighteenth-Century France*, 1981, Oxford University Press, Oxford. J. マクマナーズ『死と啓蒙──18世紀フランスにおける死生観の変遷』小西嘉幸・中原章雄・鈴木田研二訳、平凡社、1989、pp. 42-43。
(7) Seidler, E., *Medizinhistorische Reisen, Band 1 Paris*, 1971, F. K. Schattauer Verlag GmbH, Stuttgart. E. ザイドラー『医学史の旅《パリ》』大塚恭男訳、医歯薬出版、1972、pp. 56-57。
(8) Hamilton, *op. cit.,* IV-p. 98.
(9) マクマナーズ、前掲書、p. 43。
(10) Hamilton, A. E., *Considerations sur les infirmières des hôpitaux avec vingt-quatre figures*, 1900, thèse, Monpellier, p. 86.
(11) *Ibid.,* p. 120.
(12) 福沢は、1862年、29歳で渡欧。その記録は、写本として1864年に出回り、1866年に初編が発刊される。詳細は、福沢諭吉著、富田政校注『福翁自伝』慶應義塾大学出版会、2001を参照のこと。引用は、福沢諭吉『福沢諭吉全集 第1巻』岩波書店、1958、pp. 323-24。
(13) あるいは、修道女を示す言葉であるnunと同じであると思ったということも考えられるであろう。
(14) ヴェルサイユの西隣、ノルマンディー地方、département de l'Eure 27番の県内にある。
(15) Renaudin, *Annales médico-psychologiques*, 1863, Paris, p. 250.
(16) Nelson, S., *Say Little, Do Much*, 2001, University of Pennsylvania Press. S. ネルソン『黙して励め』原田裕子訳、日本看護協会出版会、2004、p. 21。
(17) Hamilton, *Les Gardes-malades, op. cit.,* II-p. 46.
(18) *Ibid.,* VI-pp. 95-96.
(19) Frésney, C. D. et Perrin, G., *Le métier de l'infirmière en France*, 1996, Presses Universitaires de France, Paris, p. 17. また、ブルヌーヴィル (Désiré Magloire Bourneville 1840-1909) は、シャルコーの助手として精神医学を修めただけでなく、知的障害児の研究の他、国民議会議員としても活躍した。

(20) Collière, M., *Soins*, t. 22 Nos 1 et 2-5 et 20 janvier 1977, p. 80.
(21) *Ibid.*
(22) Hamilton, *op. cit.*, VI-p. 96.
(23) *Ibid.*
(24) 1922年に制定された看護の国家資格（Infirmière Diplômée de l'Etat）は看護婦国家資格であり、当初は女性のみを対象としていた。
(25) Assistance Publique, *Accueillir et Soigner l'AP-HP, 150 ans d'histoire*, Assistance Publique-Hôpitaux de Paris, 1999, Paris, p. 236.
(26) 1884年には、サルペトリエールなどの看護学生中、43名に看護職が与えられた（Knibiehler, Y., *Cornettes et blouses blanches. Les infirmières dans la société française 1880-1980*, 1984, Hachete, Paris, p. 49）。そこでは、Interne アンテルヌ（一般医資格取得者）と医学部の教授が実践的な技術を教え、婦長が機械や器具の用語説明を行った（Hamilton, *Les Gardes-malades, op. cit.*, VI, p. 97, Frésney et Perrin, *op. cit.*, p. 14）。
(27) Collière, M. F., *op. cit.*, p. 81.
(28) Hamilton, *op. cit.*, VII.
(29) 前年に発表した彼女の博士論文の中に日本に関する記述があるのでここに紹介する。「日本では、東京に病院職員の姿を見出すことができる。そこでは、イギリスの影響を受けていて、セガール医師が言うには、日本の看護婦を見て驚きを禁じえなかったと言う。というのは、患者のベッドサイドでは、グレーの着物を着て白い前掛けをつけ、前髪を高く上げて、丸ひだのついたキャップをかぶり、若い日本の看護婦たちが脈をとったり、重病人風の患者の熱を測ったり、三脚の付いた板にその記録を書き込んだりしていた。彼女たちは、2, 3人ずつ大きな部屋に住み、彼女たちは、基本的な解剖学や生理学、医療用品や治療についても学んでいる」（1891年4月付、「海軍医の古文書」の中から東京の病院を訪問した際の記録として Hamilton, *Considerations, op. cit.*, p. 117）。
(30) この語は、歴史的に、看取りを行う者すべてを指していた呼称であるが、現在では、日本語のヘルパーに当たるような、有資格あるいは無資格であれ、介護する者として見られ、国家資格を持った看護職従事者 infirmier/ère、aide-soignant などとは区別されるが、ほとんど使われない。アミルトンは、看護職者の名称をこの語にすることを望んだが、中央行政官は "infirmier/ère" とした。
(31) Hamilton, *Les Gardes-malades, op. cit.*, III-pp. 45-47.
(32) *Ibid.*, III-p. 48.
(33) *Ibid.*

(34) *Ibid.*, III-p. 47.
(35) *Ibid.*
(36) *Ibid.*, III-p. 48.
(37) *Ibid.*, VI-pp. 98-99.
(38) *Ibid.*, III-p. 48.
(39) *Ibid.*
(40) キリスト教において、貧しい者など恵まれない者は、神と同一視されるべき存在であり、彼らを受け入れることが信仰の証であると見られてきた。とくに、足を洗うという行為は、マグダラのマリアがキリストの足を自らの涙で洗い、髪の毛でぬぐったということから相手への愛と自らの罪深さを表す行為として象徴的なものである。
(41) クリミア戦争から戻ったナイチンゲールは、医療管理上の問題について1858年に1000ページにも及ぶ報告書を著し、さらに1859年には『看護覚え書』を出版した。国政レベルで公衆衛生、医療管理に関して提言をしたことがその後のイギリスをはじめとする多くの国の看護だけでなく、病院での患者の衛生、看護業務のあり方に大きな影響を与えた。その内容は多岐にわたり、「軍隊における看護体制への提言、病院の建設や救貧院の処遇の改善、地域看護活動への支援、インドにおける人種問題や衛生行政の向上への提言など」であった。さらに、看護師の正規教育を目指すため、「ナイチンゲール基金」を設置し、1860年に看護師訓練学校を開設。クリミア戦争から得た教訓をもとに、体系的に看護に必要な知識、技術を教授し、訓練を施した。そこには、当時の最先端の科学技術や医療の知識なども盛り込まれ、合理的で実践的な内容であるとされた。看護が宗教的な信仰活動の一環から新たな職業として社会に受け入れられるための基礎を作ったのである（佐藤登美編『看護学概論』メディカルフレンド社、2003年、pp. 62-63）。
(42) Léonard, J., *Médecine, malades et société dans la france du XIXe siècle*, 1992, Sciences En Situation, Paris, pp. 33-61.
(43) Bourneville, M. D., *Manuel pratique de la garde-malade et de l'infirmière*, 1889, Progrès Médical, p. 4.
(44) 1960年以前と以降でフランの価値が変わった。旧1フランが現1サンチームつまり、100分の1となったのである。新聞とパン1キログラム当たりの価格で物価を比較してみると、1875年当時と現在との比較では、新聞は1875年当時が0.15フラン、すなわち、現在の価値で15サンチーム、1900年のデータでは0.05フラン、現在の価値では5サンチームであり、1997年では7フランとなる。また、パン1キログラムは1890年当時が0.40フラン、現在の価値で40サンチー

ム、1993 年では 11.12 フランとなっている。
(45) Bourneville, *op. cit.*, pp. 93-94.
(46) *Ibid.*, p. 22.
(47) Leroux-Hugon, V., "L'infirmière au début du XXe siècle: nouveau métier et tâches traditionnelles", *Annales E. S. C.*, 1987, p. 62.
(48) Blanguis, M., *Au chevet des malades*, 1910, Saint-Blaise, p. 208.
(49) Carrière, Dr., *La Garde-malade et l'infirmière, rôle professionnel et programme d'Enseignement*, 1903, Paris, p. 1.
(50) Lavarenne, E., "Un hôpital d'enfants à Paris", dans *La Presse mèdicale du 26 mars 1898 le Bulletin officiel*, Le 28 septembre 27.
(51) Darmon, P., *A vie quotidienne du médecin Parisien en 1900*, 1988, Hachette, Paris, pp. 91-92.
(52) Lesueur, V., *Nous, Les Infirmières, Les femmes en blanc témoignent*, 1997, Le Pré aux Clercs, p. 259-74.
(53) Mordacq, C., *Pourquoi des infirmières?*, 1972, Le centurion, Paris, p. 12.
(54) Goubert, J. P., *Initiation à une nouvelle histoire de la médecine*, 1998, ellipses, Paris, p. 85.
(55) Hamilton, *Les Gardes-malades, op. cit.*, VI-p. 97.
(56) 看護教育の期間は長くなっているにもかかわらず、多くの問題は解決しなかった。適当な人材がいれば、金を払ってスカウトし、数カ月の実習の後、看護の経験がなくても「責任者」に抜擢することもあったようである (Hamilton, *Les Gardes-malades, op. cit.*, VI-p. 96)。
(57) パリ病院公的援助局では、1865 年から 1912 年までの間に、給料はかなり増加した。家政婦の倍額で、職業としての最後の段階になると 3 倍にもなった。そして、1900 年には、小学校教師とほとんど同じ給料になった。また正式な資格を持っているという条件で、1910 年以降になって初めて「外部の居住」を許されるようになった (J. P. Goubert, *op. cit.*, p. 85, 87)。
(58) Leroux-Hugon, *op. cit.*, pp. 58-59.
(59) Prévost, *Les infirmières 1870-1918*, tome 2.
(60) Hamilton, *op. cit.*, I-p. 85.
(61) *Ibid.*, VI-p. 100. 現在の看護職は、バカロレア（大学入学資格試験）を取得していなければ看護学校に入学できないのであるが、フランスにおける職業カテゴリーにおいて、他のバカロレア取得の職業と同様の高い評価を得ていない。現在の職業カテゴリーの中で、看護職者自身が満足していないのは現在の教育制度、

つまり、小・中・高・大学の制度が確立する以前に、職業看護の教育制度が確立してしまったという歴史的過去があるからではないだろうか。

(62) *Ibid.,* III-p. 47.
(63) *Ibid.,* III-p. 48.
(64) Michel, A., *Le Féminisme*, 1992, Presses Universitaires de France, Paris. A. ミシェル『フェミニズムの世界史』村上眞弓訳、白水社、1993、p. 72。
(65) Rashdall, H., *The Universities of Europe*, 1895, Oxford University Press, Oxford. H. ラシュドール『大学の起源（上）——ヨーロッパ中世大学史』横尾壮英訳、東洋館出版社、1966、p. 340。
(66) Hamilton, *op. cit.,* I-p. 82.
(67) Irigaray, L., *Ce sexe qui n'en est pas un*, 1977, Les Éditions de Minuit, Paris. L. イリガライ『ひとつではない女の性』棚沢直子・小野ゆり子・中嶋公子訳、勁草書房、1987、p. 23。
(68) アミルトンは、看護婦を示す語として英語の Nurse を用いた。フランス語の infirmière は、歴史的にマイナスのイメージがあるとして、この語を使用することを極力避けた（Leroux-Hugon, *op. cit.,* p. 66）。
(69) Hamilton, *Considerations, op. cit.,* p. 298.
(70) Léonard, *op. cit.,* p. 33.
(71) Hamilton, *Les Gardes-malades, op. cit.,* I-p. 84.
(72) *Infirmière*, 1899.

■第4章■
看護のジェンダー化

I．看護は女の仕事か

　現在、看護職を選択するに当たって、「看護が女の仕事だから」と明確に自覚して選択することは少なくなっただろう。しかし、実際に看護職に就いているのは圧倒的に女性であり、患者や医師などがその女性看護師に対して「女性らしさ」（実際にそれが何であるか自覚せずとも）を期待することは少なくない。
　前章まで、看護が職業化する過程と、ジェンダー化されて女性の仕事として振り分けられていく過程を示してきたが、その歴史過程においては必ずしも看護は女性の仕事とはいえなかった。だが、近代のある時点から明確に看護は近代医療の中で語られ、それとほぼ同時に女性の仕事と位置づけられ、「女性の美徳」として賞賛された。看護が医師の仕事の補助的な役割として認識され、またその看護が、生み育てる、世話をするといった連関から「母性」や「女らしさ」の発露として見出されるのである。いわば、看護は歴史の流れの中でいくつかの時点をターニングポイントとして、本質的な看護そのものとは別のところで看護のあり方、担い手の属性などが決められていった。そして、その看護がそのように規定されていく過程とそれを現代の私たちが自明のこととして疑いもしないことについて、その理由を考えてみたい。

1. 性差の自明性

(1) 日常性の中の権力

　こうした当たり前のことを考えるにあたっては、第一に、それを当たり前のことにしてしまっている原因について考えていけばいいのではないか。看護について私たちが当たり前だと思っている「看護師は女性が多い」ということは事実であるが、はたしてなぜなのか、という視点で考えたことがこれまであっただろうか。この事実と、この事実を自明のことであると結びつけているのはいったいなぜだろう。その答えの多くは、「それが普通、常識だから」、「昔からそうだから」、「女性に向いているから」ということになるのであろう。しかし、では、その規準となっているものは何だろうか。そこで、私たちが普段考えない「当たり前」がどのようにできているのかを考えてみたい。私たちが何かを「当たり前」と思うのは、「あらかじめ決められた何らかの規準」に従っているからである。つまり、何かを「当たり前」にさせる、あるいはさせておく「力」がそれに付随していると考えられる。その力とはいったい何であるのか。

　本書では、その点を検証するにあたって、社会学者ブルデューが行ってきた日常性の中の権力についての理論を援用したいと考えている。「当たり前」を「当たり前」として維持することができるのは、何らかの権力が働いていると考えるのが妥当である。権力というと強大な力に思えるが、実は、権力は目に見える大きな権力だけでなく、日常の当たり前の生活の中にこそ潜み、それが自明のこととして、人々に意識されなければされないほど、見えなければ見えないほどうまく機能するとい

うことをブルデューは指摘した。「看護はかくあるべき」あるいは「このようにあるはず」という私たちの「常識」は、それが「常識」でいられるために何らかの力が必要なはずである。前章まで、それが「常識」になるための「きっかけ」や「過程」を見てきたが、本章では、それが力足りえるメカニズムを、ブルデューのさまざまな概念を道具として説明していきたい。

(2) 性別役割分業と看護

　歴史的に見て他者による看護は、女性だけでなく、男性によっても行われていた。それは、修道院や病院の歴史からわかったことである。とくに中世において看護は修道士によって行われ、当時は男性による看護は当たり前のことであった。もちろん、薬草の知識や治療の技術などによって評判を得ている女性たちも少なからず当時から存在していたが、女性と看護が必ずしも結びついてはいなかった。

　これまでたどってきた、看護と女性が結びついていく過程から、看護は「女性の仕事」という定式化を許している原因を知ることはできないだろうか。たとえば、看護が女性の仕事だということが常識であるのなら、それを常識たらしめている何らかの力＝権力があり、それが常識であるのならそれ以外のあり方は実現が困難になる。この力すなわち、権力というのはいったいどのようなものなのだろうか。

　ブルデューは、『「女の歴史」を批判する』に寄せた、「女の歴史に関する覚書」において、「女性への暴力は象徴的に行われる」と述べている。ここでいう暴力というのは、肉体的な目に見える暴力ばかりを指すのではない。たとえば、当事者は意識していないのだが、何かを選んでいない、あるいは選んでいるということも一種の暴力と考えられる。ブルデューは、続けて「すなわち、同化し、定着した物の見方と区分の原

理を、女性たち、とりわけ女性の身体に押し付けることによって行使されるのです。女性の身体がこれらのカテゴリーをとおして、女性たち自身によって知覚されるとき、女性の身体は（アリストテレスが説明する存在のように、ほかにもいろいろな説明のしかたがあるのですが）、女性の物の見方と性差による分業が、自然な概観をもったものであることを正当化してくれます[1]」。

　看護を例にすれば、看護はあるときから女性にふさわしい役割だと決定され、それは、「女性は〇〇だからである」と説明されるのだが（これは、「ジェンダー」の本来の意味である「なぜ、そのように分類されるのかはわからないが、性が分けられて決まっていること」と同様なのである）、「なぜ、女性は〇〇なのか、あるいは、そういえるのか」という問いに対しては「身体の差異があるから」と答えることが多い。しかし、その差異がなぜ、その分業にふさわしいのか（そのように解釈されるのか）という点には説明がなされない。それはなぜなのだろうか。これに対して、ブルデューはこう答えている。「むしろ性差による分業こそが女性の身体を根拠付けているのである[2]」。つまり、差異があるから分業が生じるのではなくて、分業していることによって分業は身体化され、身体化されることによって性差が理由づけられ、解釈され、強調される。そこで初めて性差と分業は関連づけられ、性差による分業が自明のこととして正当化されるというのである。「分業は、このように定着していき、明白なもの、自明なものとして知覚される[3]」のである。そして、それが自明なものとして生じるには何らかの権力が必要なのであるが、性差によって分業が決まっているということこそが、その権力に該当する。これはまさに権力の身体化である。

　こうした性別役割分業の中で、看護は女性と結びつき、やがて医療化された看護の「場」にも結びつけられていくのだが、それは、歴史の

中で女性にふさわしい「場」が決められていて、この役割が決定していたと考えられるだろう。そして、女性がなぜこのような扱いを受けてきたのかといえば、それは、女性に対してだけでなく、社会に規範が存在し、すべての人がその規範を内面化し、社会化されることが求められているからにほかならない。規範とは、所属する社会で生きていくうえで当然のこととして同調を求められる行為の規準である。また、社会化とは、そのようなさまざまな規範を自明のこととして内面化していく過程であるが、人の成長の初期の過程でその社会に順応するよう、しつけられる第一次社会化では、主に所属する文化の言語やジェンダーのあり方を教える。こうして、その規範に疑問を持つことなく、その教えを実践し、行動に移していく。その連続の中で私たちは、特有の様式やあり方を身につけるのである。それゆえ、私たちの生き方は、その所属する文化や社会によって規定され、許容される生き方を選択するように教えられているのだ。

　それでは、看護と女性をつなぐ力について、それを結びつける仕組みと原動力があったという仮説を証明するにあたって、ブルデューの理論を中心に考えてみたい。

2. 女性のハビトゥスと看護の関係

(1) 社会的存在と「場」の関係

　次に、ブルデューが使用してきた概念を挙げながら、日常性の中に潜むさまざまな権力について考えてみる。
　はじめに、私たちは生まれ落ちると何らかの「場」に属することになると考える。それは、ある時代の「場」であったり、ある国、地域、共

同体の「場」であったり、あるエスニシティ（文化的同質性をもつ集団への帰属）の「場」であったり、女性という「場」であったり、ある宗教の「場」であったりといくつもの重層的な「場」の中のいずれかに所属することになる。そして、それぞれの「場」は、その違いによって分けられて（= classer）いるのだが、それは、違いによって分けられている以上、対等な「場」ではなく、それぞれの「場」は階層化（= classer）されている。その異なった「場」でそれぞれが行為を行っているのである。とはいえ、私たちは、個人が個人として意思決定をして自らの行為を決定していると思っているが、ブルデューはそのようには考えない。なぜなら、私たちの実際の行為＝プラティック（とブルデューは呼ぶのだが）は、その選択ややり方について、生まれついた環境によってある規則性を持ち、何らかの一致点があるからである。ブルデューはこうした観察によって行為を次のように説明した。

(2) ハビトゥスとプラティック

　第一に、人は、その所属する文化に適した振る舞いを身につけるという。これをブルデューは、行為者は、生まれ落ちた「場」に従ってそれに適合したハビトゥス[4]を持つ、と表現した。彼によれば、ハビトゥス（habitus）とは、ラテン語の動詞 "habeo"（持つ、運ぶ）の意に由来し、すでに得られたもの、既得のものという意味がある。それは、「諸々の行動や表象の原理が、そしてそれらの前提となる、社会的現実を構築する操作原理が、普遍的諸カテゴリーを保証する超越的主体ではない、ということを非常に具体的に意味するはずである[5]」と述べ、生得の性質を指すことを示している。

　さらに、ハビトゥスは、「ある社会的出自階層に結びついており、種々の実践、慣習行動（プラティック pratique）をその時、自分に差

し出された複数の可能性のうち、あるものへと方向づける。それは、無意識に行われ（ゲーム感覚としてのハビトゥスは、計算を排除するので）、それが行われるのは、それが可能とされるような場においてのみである[6]」としている。つまり、人々が生まれる「場」を選ぶことができないのと同じように、そのハビトゥスを選ぶことはできず、「場」によってハビトゥスは決まり、そのハビトゥスによってどのように行為を選択し、どのように振る舞うのかはある程度決まっていると考えた。

また、ハビトゥスとは、ブルデューによれば、「世界に内在する諸々の規整性（régularité）と傾向を身体化することによって生じた産物[7]」なのであるから、個人の身体の内から発するものであると同時に、個人を外から規定するものでもある。個人はその背負ったハビトゥスによって、その所属する「場」にふさわしい実際の行為、「プラティック」を行い、それを繰り返し行うことで、プラティックは身体化される。つまり、女性の「場」に生まれることによって女性の「ハビトゥス」を身につけ、それにふさわしいプラティックを行えるようになる。そして、「場」に共通のハビトゥスの同質性がそれぞれのプラティックを可能にし、その「場」に共通の意味世界を構築するということもできる。

(3)「資本」と社会構造としての「場」

「場」は、ブルデューの言う「社会空間（espace social）」を構成する要素であり、この社会空間内において無数の「場」が存在する。それらの「場」はブルデューが3つに分類した「資本」、すなわち、経済資本、文化資本、社会資本の配分によって相互に連関しつつ位置するという特徴を持つ。言い換えれば、ブルデューは「場」においてプラティックを行うためには資本が必要であるとしているのだが、その量や質によって、それぞれの「場」が特徴づけられると考えたのである。資本と

は、従来、「経済資本」のみを指したが、ブルデューは「文化資本[8]」というものが学歴や教育、教養といった不可視の能力を生み出し、それは、「経済資本」同様に、「資本」としての力を兼ね備えていることに着目した。そして同様に、「経済資本」や「文化資本」には該当しない、ある種の力を見出し、これを「社会資本」（「コネ」、前者2種の資本には当てはまらない資本の力）として認識したのである。

　こうした資本も最適な「場」においてのみ機能するのであり、資本を操る原動力としてのハビトゥスが合致していなければ、資本としての価値をもたらさない。さらにいえば、資本が資本として継承される論理そのものの中にこそ、これらの資本を観念的にあるいはイデオロギー的に有効にする原理が存在している。つまり、継承していくことこそが、資本の価値そのものを決定しているのである。そこに価値を見出せなければ、資本としては機能しない。であるからこそ、資本を持つ者は、自己の優位性を保つために資本の優位性を疑わないだけでなく、資本を再生産させようとする。また、この3つの資本は相互に作用し合って増大するという傾向があり、これらの資本をどの程度、どのように、どのタイミングで供出するかということによって、ハビトゥスと共に身につけられたものとして最適なプラティックを可能にするのだ。ブルデューによれば、その「賭金（enjeu）」の方法も実はハビトゥスによって決まっているのだという。こうして社会空間としての「場」は人々のさまざまな営みによって構造化されていく。そして、各人は、この「場」の内部において、プラティックを通して力関係を競い合うのである[9]。

　さらに、重要なことは、プラティックはしばしば他者との相互作用によって成り立つのであるが、それは、その個人が持つ「場」すなわち、社会的位置によって行っているのであり（つまり、個人の所属する「場」を離れて、まったく関係がないようにプラティックを行うことは

できない。なぜなら諸個人の所属する「場」は異なっているがゆえに、ハビトゥスも異なっており、それによってプラティックの仕方も異なるからである)、客観的諸関係、言い換えれば、両者の（所属する）構造が、相互作用を決定するということである。すなわち、この社会構造とは、「場」における社会階級の「配置（disposition）」を表しているのである。ブルデューは、祭司が預言者を破門するのではなく、両者の関係の構造を見なくてはならないと言っている。これは、両者が配置された「場」の位置関係が破門という行為を成り立たせているのであって、個人が個人として「破門」することはできないことを示しており、個人としてのプラティックではなく、それらを構造の中の関係性で見ていくことの重要性を述べているのである[10]。たとえるなら、看護修道女は、施療院や修道院で看護監督者の役割を果たし、訪問看護なども行っていたが、それは修道女として行っているのであり、個人として行っていたのではない。看護を監督し、実際に行うのは伝統的に看護修道女であると当時の人々に認識されていたので、修道女の看護というものが受容され、また、その役割が期待されていたのである。

(4) 女性の「場」

　これらの、重層的な「場」によって、人々の行為やその方法は決定されるとブルデューは考えるのだが、そうすると、その「場」に配置されている人しかその行為を「うまく」行うことはできない。つまり、その「場」に所属しない者は、異なった「場」でのやり方やルールを「うまく」行うことはできないのである。それゆえ、竹村によれば、女性も「〈女〉は生物学的なメスではなく、社会システムのなかの『階級』[11]」として、女性の「場」を持っているのだが、現代においては、その女性が職業として選ぶことがふさわしいとされる行為が看護なのであるとい

えるだろう。それは女性の「場」と看護の「場」がクロスすることによって、最適の職業選択となる。言い換えれば、この仮説が間違っているのならば、性別にかかわらず職業が選べる時代にあって、女性が看護を選ぶ、逆に言えば、男性が看護を選ばない（あるいは選びにくい）ということが説明できないのである。

そして女性は、女性として生まれた時点で、女性の「場」に配置されることによって女性としての振る舞いを教え込まれ、プラティックとして行うように期待される。その反復の過程で女性としてふさわしいプラティックのいわば型を身につける。もし、そのプラティックがうまくできないのであれば、その「場」にふさわしくない者として排除される。しかし、その「場」にふさわしいプラティックを行うことで、その社会に受容される。プラティックの繰り返しによってそれにふさわしいハビトゥスを身につけ、やがてそれは次の世代に伝えられていく。そこでは、与えられた「場」にふさわしいプラティックを行うことにこそ価値があり、人は思考を停止させて無意識に行うことが求められており（それこそが常識的な振る舞いだから）、従うことが重要なのである。

(5) 看護・女性・ハビトゥス

それでは、看護がいかにして女性の仕事とみなされるようになったのか、ブルデューのハビトゥス概念を使って検証したい。

宮島は、ハビトゥスを用いたブルデューの戦略について、「無意識的な実践をもちうるもの」として、意識的、合理的に目的をねらいさだめて設計されたものではないとする。一見伝統的に継承されてきた行為の様式と見えるものが、構造維持あるいは構造再生産への適合的な行動を、それも弾力的に編み出す原理として機能するということであり、こ

れを通して構造と実践の関連をめぐる無意識性と目的性、被規定性と力動性といった対立的な要素を彼なりに調停しようとしていると指摘した。そして、そのハビトゥスがどのように定式化されているかを、次の4点によって示している[12]。

1. 社会化の所産としての集団的被規定性——それは社会化のなかで獲得されたもの（acquis）であるから、集団ごとに固有性を持ち、また容易には変わりにくい慣性、持続性を持っている。
2. 実践のノウハウとしての機能——その習得の過程では、無意識のうちに、ある目的適合的な実践のシェーマが獲得され、それが行動のノウハウ（savoir-faire）として機能する。
3. 恣意性の自明化——ハビトゥスは知覚や思考の様式として一定の表象作用を伴うが、その根拠を問う立場からすれば恣意的であるような表象が、そこではしばしば暗黙化され、自明視されている。
4. 「自発的」な行動——ハビトゥスは行為主体のうちに血肉化された知覚、思考、行為の傾向であるだけに、明示的な規範やその規制なしに作動するものであり、その限りでしばしば「自発性」を表示するような感情とともに作用する。

ここに示された4点のハビトゥスの特徴を援用すると、「女性の仕事としての看護」と女性の関係は次のように説明できるだろう。
　1.の「社会化の所産としての集団的被規定性」は、看護が女性によってなされることを自明視する心性を社会が共有してきたこと、つまり、看護は女性のものである、女性にふさわしいとするディスクールの積み重ねによってプラティックが行われたことを示す。そして、そのプラティックの実現によって、さらにディスクールに信憑性が生まれ、プラ

ティックを重ねるごとに身体化し、女性の「場」にふさわしいものとなる。継続的に看護が女性に割り振られた点から、このように言えるだろう。

　2.の「実践のノウハウとしての機能」は、看護職が本質的に、医師の指示に基づいた上での職務であること（フランスの現在の法律では、緊急あるいは特別の場合には、看護職従事者の判断が採用・優先されることもあるが）を考えると、現代の看護職では看護独自の行為はなしえずに、常に医師職と協働し、連携し、結果的に医師職の決定が最終的に重要となっている。であるなら、医師を職務上も、そして医師との社会的関係において異なったやり方で行動することが求められる。それによって、看護職は前時代の看護のように自由に看取ることがなくなり、看護職として規定され、そのように振る舞うことが要求される。

　3.の「恣意性の自明化」については、看護が長らく宗教的なコンテクストにおいて、女性によって、また、「献身」によって行われていたということが看護を実践する上での一種の「恣意性」であるといえる。同時に、生み育てることに由来する「母性思想」によって正当化される女性による看護も、仮に看護から宗教的な意味づけや「母性思想」を取り去れば、女性の「献身」による看護は説明できない。したがってこれまで伝統的な看護が、宗教的な意味合いや「母性思想」によって女性が行うことを当然視してきたことを示している。女性と看護、看護と献身、献身と女性をいかにして結びつけたのかについて、宇都宮は、ブルデューの「文化的相対主義」を示しつつ、ソシュールにおける「恣意性」を挙げている。それは、シニフィアンとシニフィエ[13]はどのような結びつき方も可能であったはずなのに、ある結合のあり方が「敢えて選ばれ」、ある記号がある意味を表現しているという点で恣意的なのである[14]。つまり、そのつながりは自明のようでありながら、結局、そ

れだけでは説明にならないのである。

　4.の「『自発的』な行動」は、ハビトゥスが「身体化された必然、つまり道理にかなった慣習行動を生成する[15]」以上、看護が「女性の行為」であるかぎり、女性が行うことに何の説明も必要とされず、積極的に選び取ることのできる選択肢だということを表している。

　これらの4点を踏まえて看護と女性の関係を見ていくと、看護が「女性のもの」として定着しており、そのような「あり方」がハビトゥスのもとで女性によって再生産され、再帰的に看護を自らにふさわしいものとして認識するプロセスとなったことがわかるだろう。つまり、行為主体の内面に身体化されたハビトゥスは、女性の「場」という空間だけでなく、幼年期からの反復を通して、これを手放すことや変更することには大きな困難を伴う。また、「場」を共有していない者は、結果的にハビトゥスが異なるのであるから、自らの知覚や認識が異なり、プラティックも異なるものを行わざるをえない。こうして「構造化する構造」の原動力としてのハビトゥスは、集団の特性と判断を生み出す「原理」となり、その成員にとって道理にかなった慣習を生み出す。それは、当然のことながら、「頭の中で作られた秩序」であり、恣意的なものだが、そうしたことが意識されることはないのである。また意識しないからこそ、次もスムーズに行うことができ、そのやり方が再生産されるのである。

(6) 19世紀における女性の「場」

　19世紀は、女性が、家庭内での美徳とされていたような「優しさと献身」によって、本格的に社会進出するようになる時代である。しかし、その社会で認められていた美徳同様、女性に開かれた門戸というのは、教育活動や慈善活動などに限定されていた。そこにあったのは、

本質的には、修道女の活動とまったく同じもので、宗教的なもてなし（hospitalité）の精神と女性らしさ（féminité）、「母性」であり、看護は、個人が持つすべての私的な要素を排して臨むことが重要とされた。プルードンもまた、当時、女性の持つ母性機能について論じ、看護や教育などの領域における女性の進出を認めた一人であるが[16]、彼のような知識人の言葉が女性の看護分野における定着を促した1つの要因といえる。

　また、19世紀において女性をめぐる変化が以下の3点に見られたと、ペローは述べている。つまり、女性たちが公的空間から相対的に後退させられていったこと、女性を主人公とする家庭という私的空間が構築されたこと、女性を表象するもののなかに、男性の想像力と象徴体系が過度に投入されたことである[17]。たとえば、「女性＝家庭における存在」という、家庭を管理し、家事を切り盛りする女主人の姿は、19世紀以降、女性のあるべき姿としてディスクールの中にたびたび登場するようになる。こうしたディスクールは、看護行為に影響を与えたのではないだろうか。

　看護という行為は、まさに、女性にとっては初めて「女性の特性」を活かし、社会的承認を受けた領域であるが、女性に対する分野を限定した社会進出の承認が、一方でその領域に女性をとどまらせる結果となったことは否めない。それは、「母性礼賛」といった当時の思想とも連動して、女性がその領域に方向づけられていったことを示している。何を選んでもかまわないという、自由な社会進出ではない、限定された分野の条件つき（品行方正であることや独身であることなど）のものである。しかし、当時の男性だけでなく、女性もまた、アミルトンのように「看護の『場』は女性にとって最もふさわしく、しかも、献身的に臨む必要がある」と考えており、同一の価値観を共有していたことを記して

おかなければならない。また、このことが、さらに女性の「場」を女性に定着させることになるのである。もちろん、当時の男性も「男性らしさ」を身につけていなければならず、不自由であるといった点では同じだが、しかし、女性たちは、常に男性の下位に位置づけられていたということが異なっていた点である。

そして、女性たちは、伝統的に社会によって作り上げられた女性性（féminité）を身体化し、構造化することで、これまで家庭という内部に置かれていた自分たちに社会という外部で看護という「場」を見出すこととなった。女性役割の内面化ともいうべき、ジェンダー化された分業の存在は、男性中心の社会構造が振り分けた社会的操作の結果によるものである。というのは、女性をこのような領域に置くこととなった言説の話者は常に男性だったからである。そのような社会の無意識は、やがて女性自身にも看護は女性の特質を活かすという思いを女性に内面化させ、女性自らもそのような作られた自己規定の中で生きる結果となった。

当然のことながら、この時代には男女における法的な差異というものがあったことは述べておく必要がある[18]。しかし、本書では、その詳細を述べず、性の差異によって法令が存在することを述べておくことにとどめたい。実際、法による規制以上にこうしたさまざまなディスクールによって女性のあり方が制限されていたからである。そして19世紀は、伝統的な宗教観に基づいた、聖書解釈に端を発する伝統的な女性軽視、蔑視の歴史を引きずっていただけでなく、聖母マリアに代表されるように母性を持つ女性を賛美するといった、相反するディスクールが併存した時代であった。そのいずれのディスクールの内部構造も男性中心主義によって形作られ、その鋳型に当てはめられていた。

こうして他者に対する世話（soins）としての看護は、女性の仕事と

して誕生したのであるが、当時、女性が評価された領域は、やはり、母性に関わるものに限定されていた。女性たちの行動は、私的な、とりわけ、家庭内の母親としての権力を振るうことにおいて認められる。レオナールは言う。「教会やルソー主義者は、好意的に、女性の感性、慈しみ、優しさ、家庭における女性たちの居場所、母親としての役割、大事な存在、とくに子供や老人を世話するための女性たちの犠牲心、その女性の適性について書き立てた[19]」のである。こうした歴史が女性と看護を結びつけていったといえるであろう。

3. dispositions とは

次に、上記の分析を踏まえ、看護と女性を結びつけるようになった過程について、ブルデューのdispositions概念によって考察を深めたい。

さて、看護がジェンダー化された役割として、女性が行うことが自明視されている背景には、ブルデューの記した *La domination masculine*『男性支配』(1998年) にあるように、両性の違い、つまり男女によってハビトゥス——社会における振る舞い、期待される態度など——は異なるというディスクールが構造化しているからではないだろうか。dipositions という概念は、どのような意味であるのか。そして、ハビトゥスや dipositions が男女の行動の違い、ここでは、職業選択——「医」における分業——にどのような影響を与えているかを考えてみたい。

(1) 女性の「配置」と「才能」

看護の歴史を語る上で重要とされてきた「女らしさ」は、女性特有のハビトゥスととらえられるのだが、このハビトゥスと看護のプラティッ

クをブルデューの定式化を援用して本書の主題に当てはめると、以下のように考えられる。

　女性は、女性の「場」に「配置 (disposition)」され、女性は、その「場」にふさわしいハビトゥスと、資本によって行うプラティックが決定する。また、他者との相互作用は、それぞれの「場」によって行われており、その位置が両者の関係を成り立たせているのであれば、両者の関係がいかなるものであれ、「適性感」を感じるであろう。こうして女性に決められたプラティックは、当人にとって運命であり、それを受け入れることによって、ついには一方的に受容するだけではなく、積極的な方策を持って自らそのあり方を買って出て行く戦略ともなる。そして、その「場」にふさわしいと規定されたプラティックは、最も適した作業、行為であると自ら認識する。すなわち、プラティックは、ハビトゥスに則って行われるのであるが、ハビトゥスは、行為者の配置された「場」に合致されたものであるから、そのハビトゥスに適合したプラティックを行うことは行為者の適性感を強め、さらに、そのプラティックは行為者に再帰的に作用し、習慣化し、自然な行為となるのである。またそれは、行為者だけでなく周囲の関係している者たちにとっても、行為者がそれを行うことが自明で行為者の才能ととらえうる行為となる。それゆえ、このプロセスを単純化していえば、「配置 (disposition)」されることによって「才能 (dispositions)」を持つということになるであろう。

　dispositions とは、disposition「配置」、「傾向」の複数形であり、複数形では、「才能」という意味になる。日本においてディスポジションがフランス語表記されるとき、多くの場合、単数形、複数形にこだわらずに表記しているが、ブルデューは、常に複数形の dispositions と記している。それゆえ、ブルデューは、複数形の dispositions の方を問

題としていると考えられる。また、ブルデューの著作の翻訳の多くは、ディスポジシオンを「性向」と訳し、ブルデューは著作の中で、ハビトゥスと同義に扱っているが、本書では dispositions 本来の語義を生かして「才能」と訳し、この語義によってブルデューがハビトゥスと同義とみなした理由を含め、単数形の disposition である「配置」と「場」の関係性についても考えていきたい。

(2) 看護の「才能」

そして、「看護は女性の仕事」というディスクールの有効性については、disposition の本来の意味である「そこ（この場合、看護の場）に配置する」という状況があって初めて dispositions「才能」となったのか、あるいは、「才能」があるゆえにその「場」に「配置」されたのだろうか。それはおそらく、ハビトゥスが構造化する構造である以上、disposition と dispositions の関係は以下の図で示されるような、どちらが先にあるかということが問題なのではなく、社会構造の中で両者は循環しており、それによって構造化され、相互に依存する関係であるといえるのではないかと考えられる。配置されたから才能となったともいうことができるが、また、同時に、才能があるとみなされたからそこに配置されたともいえるであろう。

図4-1

| （看護の）「場」に置かれること "disposition" | → ← | （看護の）才能が生じる・あること "dispositions" |

この図は、女性が、女性として生まれることによって女性の「場」に「配置（disposition）」されることを表している。それは、男性とは異

なった配置である。人は人として同じように生まれながらも、時代や文化、階層などさまざまな要因によって、配置される「場」が異なることと同様に、性別によってもそれが異なる。性別によって与えられた「場」は、かつて、旧約聖書など宗教的なディスクールによって決定され、固定化されており、女性は、「母性」、「犠牲」、「献身」が最適のハビトゥスとされていた。また女性の文化資本は、このハビトゥスをもとに与えられ、女性は、こうした特性を活かすようなプラティックを行うようになる。この「文化資本」という概念は、ブルデューの提示する「資本」概念の中では最も隠蔽されやすく、ハビトゥスをプラティックにしていく過程で最も機能すると考えられているのだが、それは、目に見えるものではなく、身体化され、頭と身体に染みついているからである。この身体化された「文化資本」は第一次社会化過程においてしつけられるのが、ジェンダー化されたプラティックであるがゆえに、性別役割分業として家族の中で確実に受け継がれる。こうして、「配置」と「才能」との橋渡しが完遂する。

さて、ブルデューは、『男性支配』の中で女性に割り当てられているのは、「私的な領域（再生産を行う家庭という「場」）」、「前者の『私的な領域』の延長である社会的なサービスの領域（とくにケアの仕事）などである[20]」と記している。このような記述はブルデューにかぎらず、多くの研究者（フェミニストだけでなく）[21]たちによって指摘されてきたことである。この事実をブルデューの理論で説明すれば、女性は女性の「場」に生まれつき、その女性としてのハビトゥスを持ち、それにふさわしいさまざまな資本によって、女性の美徳つまりハビトゥスを活かすようなプラティックを行わなければならないということになる。その最適のプラティックとして看護が与えられており、看護は女性の仕事

と位置づけられる。このプラティックを繰り返すことによって看護の役割は、身体化され、女性にとって「才能（dispositions）」となる。つまり、「構造化する構造」そして「構造化される構造」として定着するのだが、構造を構成するある要素が構造に影響を与えると同時に影響を受けることで構造の中でプラティックが循環（変化の１つ）と強化（何度も行う）し、構造そのものが定着するのである。

　また、看護職の現場では次のような指摘もある。看護婦団体における臨床研究などを行っているパスカル・モリニエとダニエル・ヴェルツァー＝ラングは、女性が男性の世界である労働界に足を踏み入れることには、大きな困難が伴うことを述べている。少し長いが引用したいと思う。「女性性の構築と労働界への進出とのあいだに、強烈な矛盾が存在する。まず一方では、女性たちは、評価の高い専門職に就きたいと思うならば、男らしさという防衛システムを受けいれると同時に、自分たちに固有の自然的性を軽蔑しなければならない。また他方では、彼女たちは、男性たちとは異なり、自分たちの能力を構築したりせず、女性に固有の天賦の才や資質（手先の器用さ、細心、忍耐、感情移入など）という、生まれもった基盤を自由に用いるのではないかとされている。このように、女性たちの知性の大部分は、認知されておらず、『女生来のもの』を供出することが、ひとりの女性として正常なことだとされている[22]」。「『女生来のもの』を供出」するということは、女性の「場」において女性のハビトゥスによって行われるプラティックを他者に提供することだと考えられる。このプラティックによってはじめて女性としての評価が行われ、「才能」と認識されるのだ。

(3) 女性の「才能」としての "vocation"

　長い間、看護は女性にふさわしい役割と位置づけられ、実際に、女

性が看護を行ってきた歴史によって、看護は、女性にとっての「天職 (vocation)」として位置づけられることが多かった。ブルデューによれば、主体がある方向性に結びついた傾向は「いずれも同質のものであり、また位置につきもののいろいろな要請に対して一見奇跡的とも思えるほどに適合して」おり、「自分が、まさに自分のために作られているかのように思えるポストのために作られていると感じる――それがいわゆる『天職』、つまり自分の出身階級に最も多く見られる軌道に応じて自分に課されてくる客観的運命を、あらかじめ予測してひきうけるという意味での『天職』である――にせよ、(中略)前もってその位置に適合するよう調整された個々人をそれぞれの位置へと方向づけてゆくメカニズムの結果 [23]」、自らにとってその役割は、「うってつけ」であると自覚するのである。

それでは、ハビトゥス、dipositions といった、本来２つの異なった語彙を同義とするブルデューの意図はどこにあるのだろうか。複数形の dispositions すなわち「才能」という語には、意識的に合理的に何らかの目的を持って作られたものではない、一見、当事者のあずかり知らぬところで得られたものという意味がある。しかし、これがある構造を守っていくために必要な行動を左右するものであるなら、その構造の中の「配置」によって持たされる、あるいは、持っているとみなされる「才能」というのは、ハビトゥスのように私たちの無意識のレベルで保持され、継承されていくと考えられる。つまり、看護は女性の「場」にとって宗教的ディスクールによって与えられたいわば、「思し召し(vocation)」であった。そして、「思し召し」によって与えられたプラティックを再生産していくことによって、看護は女性にとって「天職(vocation)」となり、女性は看護の「適性(vocation)」を持った存在として職業を選び、さらに女性の戦略として看護職を自ら選択するので

ある。

　女性がvocationのハビトゥスを持っているということは、vocationを実践する「場」に「配置（disposition）」され、そこでのプラティックを通してvocationが「才能（dispositions）」となるということにほかならない。こうした「女性の特性にふさわしいものとしての看護」といった伝統はおそらく、それを支えてきた構造の中にその要素があり、それを伝えていく原動力になるものがあったと考えられるが、それが構造として存在するには、何らかの力が働いているのであろう。その力の根源は、日常生活の中でそれが機能するということにおいてそれとはわからないが、ある種の権力がそこに働いていると予想される。これについて、ブルデューが権力の現れ方として述べた「象徴的支配」概念をもとに考察を行いたい。

4. 象徴的支配と看護職

(1) 象徴的支配（domination symbolique）とは

　女性が女性の「場」に「配置」され、その「才能」が見出されるためには、そのことを評価するシステムがなければならない。ブルデューは、著書『男性支配』の中で、「多くの社会では、聖書や民族の神話などを題材として、男性を中心とした支配システムが作られているので、それを自明のこととして男性が優位に立つ社会を正当化している」と述べている。こうした支配は、従来のように支配者が目に見える形ではなく、「自然」の名の下に当たり前のように行われる。では、ブルデューが考える支配とはどのような支配なのか、以下で考えてみたい。

①支配[24]とは
　『実践感覚』の中でブルデューは「支配の様式」という１章を設けているが、その中で支配というのは公然とは行われず、「自分を承認させるためには、自分を取り違えさせねばならない（中略）公然と真理を漏らすことで、無化されないように、変装したり、偽装したり、一言でいえば婉曲化したりしなければならない」と述べている。一般に、支配というと、権力を持った者が、持たない者を力ずくで思いどおりにするというイメージがあるが、ブルデューによれば、支配がうまくいくには、それが支配であることを気づかせないことが重要だという。そして、そのように気づかせないためには、それが支配であると思わせない、支配ではないと取り違えさせることが必要で、それによって初めて支配が可能になると述べている。つまり、恐怖政治のような権力の出所がわかりやすい支配ではなく、支配だとわかりにくくさせることによって強力な支配関係を持つことができるのだという。公然とした支配は目に見えるので、人々の反感を呼び、直接的な暴力には直接的な暴力でそれに立ち向かうことも可能にしてしまう。しかし、何らかの力が働いていても、その仕組みがわからなければ、それについて非難したり、抵抗したりできないのである。それゆえ、命令する者の正当性を服従者が信じることによってその支配は安定する。さらに、ＡがＢに従うとき、そこには何らかの理由があり、Ｂにとってその従属は何らかの意味をなしていなければならない。その服従に何らかのメリットがある、あるいは、思わせることが必要である。それも、仕組みがわかりにくい支配であれば、そう思わせることもその仕組みの中で可能だ。

②象徴とは何か
　次に、象徴だが、ブルデューは象徴が持つ力について次のように考えている。「象徴宇宙、神話、言語、芸術、科学を、人が認識するという

能動的局面がつくりあげた『象徴形式』として扱っている」とみなし、「世界の意味の客観性」というものは、「もろもろの主観性のあいだになされているコンセンサス」であるととらえる。つまり、客観的ではなく、その時代によって正しいとみなされ、人々の共通理解を得たものが象徴なのである。そこに実体は存在しておらず、あると思う人々の意識だけがそれを存在させていると考えた。よってその象徴が象徴であるためには、それが常識とみなされなければいけないのである。そして、それが常識であるということは、常識でないものを排除するというシステムが同時に働いていることも示す。つまり、常識が常識として機能するためには何らかの力がそこに働いていなければならず、それを人々が信じていることが必要となってくる。

③「恣意的教え込み」と「誤認―再認」[25]システム

さて、看護が職業化したフランス革命に始まり、第三共和政期に浸透していく19世紀後半の社会のライシザシオンにおいて看護のあり方は世俗化したという。とはいえ、ここでいう世俗化とは人々の生活に対する教会の支配を排除したのではなくて、むしろ従来とは別の形態による支配に変わっていく過程である。しかも、宗教的支配が教会による公然とした支配であったのに対して、新しくもたらされた支配は「支配―被支配」の様子が認識されない、しかし、人々の行う実践によってその「支配―被支配」の存在が明らかになるような支配を指している。それは、被支配者が支配者の支配に自らをすすんで差し出すことで完遂する支配である。こうした支配形態はいかにして生まれ、いかにして維持されるのだろうか。

ブルデューによれば、私たちはハビトゥスを持って生きているのであるが、そのハビトゥスがなぜそのハビトゥスであるのか、また、それゆえ、なぜそのプラティックが適当であるのかを知りえない。つまり、そ

れらは皆、恣意的なものでしかない。しかし、身体化され、再生産されていくうちに、それはいつしか自明のこととして（誤認あるいは、とらえ損ね＝理由もわからないのに、それを当然とみなす）定着し、さらには、ちょっとしたほのめかしや記号によってそれが象徴となり、それらにしたがって、一つひとつを検証したり、考えることなく遂行できるようになる（再認する）。言い換えれば、そのハビトゥスやプラティックが歴史としてある時点から生み出されたものにすぎないのにもかかわらず、私たちはそのことを知らないでいるのである。そして知らないのにもかかわらず、自明視してそれを次の世代に教え込んでいくのだ。象徴的なものによってほとんど考えることなく何かに従っている状況を象徴的支配と定義するが、このような支配が行われていた中で、女性は看護をどのように行っており、それが社会にどのように位置づけられていたのかについて次に考察してみたい。

　私たちは毎日暮らす中で共通の言語を持ち、意思を疎通させ、さまざまなことが可能となっている。すべての人間関係は、言語によってなされているといっても過言ではない。身近な親子関係から、学校での教育、会社での仕事、医師－患者関係、看護師の看護行為すべてが言語を共有することでなしうる。ということは、「言語、宗教、芸術」といった諸システムが（価値あるものとして）機能しているからにほかならないのだが、それらを機能させるために、成員にその規則や種類を「教え込む」ことが必要となってくる。

　たとえば、社会では、学校教育などを通して、あるものが正統で、あるものが非正統であると教える[26]。それは、社会によって正統と非正統が差異化され、規定される、ブルデューが呼ぶところの「恣意的教え込み」システムによるものである。しかし、人々は、恣意的と気づかず

に教え込まれる。恣意的教え込みとは、教え込みと教え込まれた事柄の恣意的性格を隠蔽する傾向を同時に持っているからである。つまり、力の諸関係をも隠蔽することができるのだ。これは、文化資本などの目に見えない象徴資本の再生産に顕著に見られるプロセスであるが、人々の「場」は、その社会的出自によって異なり、それによって所有するハビトゥスや資本（象徴的資本も含めて）も異なってくるのであるから、AがBよりも多くの資本を持つことによってAはBを支配（象徴的な支配を含めて）しうる社会構造が存在している。そのような「支配―被支配」関係において、「誤認―再認」システムは機能する。「誤認」（méconnaissance）、つまり認識し損なったことを、その「誤認」があたかも自然なもの、自明なものであるかのように反復（re）して認識＝「再認」（reconnaissance）するのである。ブルデューによれば、このシステムが両者の関係を共犯関係に置いて、支配する側と支配される側の関係を結び、権力が権力として支配が支配として認識されないような関係を構築するのである[27]。

　ペローは「フランスでは、19世紀から20世紀へと移る頃、『女性向きの職業』というものが定義され、これが、性別による社会構造の一連の模範となった。当時の女性は、さまざまな見習い――修道院か家庭での――によって実際的な技術を身につけた。ところが、こうした見習いは、制度化されていなかったがゆえに公認のものではなく、雇用主たちは、それを『生得の資質』とみなした[28]」と記している。この「制度化されていなかったため、生得の資質とみなした」というのは、「女性向きの職業」という職業ジャンルは、むしろ、制度化する必要がないほど、「恣意的教え込み」によって女性の本質に適合した職業であると人々の心性に浸透していたということではないだろうか。つまり、効率化され、そこに何らかの力が働いていることがわかりにくくなっている

プラティックなのである。しかし、何らかの力は働いているので、それには従わなくてはならない（理由がわからないにもかかわらず）と思われた。であるからこそ、社会秩序というものを正当化するための機能において、とりわけ労働などの分業では、「誤認―再認」のシステムゆえに、そこで働く男性はもとより、女性からも「なぜそれが女性向きの仕事であるのか」を疑われることはなかったのである。つまり、自然だと思われていることこそ、その原因やルールについて問われることはないのであるから、女性が母性（この場合、とりわけ母性本能思想として）を持ち、看護に適しているという「自然」は、配置と才能の強化システムによって構造化されているのである。

④象徴的支配の機能

　そして、象徴的支配が機能するには、この「誤認―再認」システムがそれとわからない形で作動する必要がある。誤認とは、「正しい―誤りである」という意味において正しい認識の反対という意味での誤認ではなく、あくまでもその社会、その文化においてとらえ損ねた結果生じた意味の体系であり、社会の常識などがその事例である。この「誤認―再認」システムの中で常識を意味のある体系として機能させるには、ディスクールが必要とされる。なぜなら、それは、フーコーによれば、「その社会、時代、文化の深部における思考様式の集合体」だからである。つまり、それは一人歩きしているのではなく、それを定着させる「糊」の役割をする人間関係の構造＝権力関係の構造があるからこそ成り立っているのである。それゆえ、象徴的支配は、「恣意的な教え込み」によってもたらされ、社会秩序を構成しているものの、恣意的な教え込みは常識としてディスクールによって刷り込まれる。行為者がその「場」にふさわしいこと、そのプラティックが行為者に適していること、それらはすべて、象徴的支配が誤認システムの中で、常識としての「正し

い」あり方を行為者にもたらすからである。

　前述のように、人は、「言語、宗教、芸術」などの象徴諸システムにしたがって、個人としての適正な「場」を見出すことができる。それは、恣意的なものと感じることのない（誤認─再認システムゆえに）象徴的支配の中に「言語、宗教、芸術」などとして表れ、その中で個人の適性であると規定され、人はその中に自らに適した役割を見出したからである。個人に適した役割は、個人の能力であるというよりも、その個人が置かれている「場」に適した、あるいは与えられたハビトゥスなのであって、「場」の環境に影響されない純粋な個人の能力というものは存在しないと考えられる。人々は、誤認すなわちとらえ損ねることによって、当然すぎて考えない、考えられないものとし、とらえ損ねているので誤認を繰り返す。このため、社会の中の諸象徴システムは自明のものとして権力によって作られ、機能しているのではないかのように装うのである。人々は、「誤認─再認」することによってその文化の常識を身体化し、実践したとき、その文化の中で他者との衝突を回避し、軋轢なく生きていくことができる。他者の意思あるいは、期待や要請と自己の意思が一致するからである。その一致によって、社会構造の中で象徴的支配は機能し、また、それによって象徴が象徴として再生産され、支配もスムーズに行われるようになる。

(2)「配置」の正当性

　これまで、各「場」の「配置」の決定が、それを求める社会構造内の力の存在によってなされることを論じたが、男性と女性の「配置」の場合、男性が女性に勝った地位に位置していることはこれまで見てきたとおりである。女性の「場」における「配置（disposition）」ゆえに、女性という一括りによって、女性の「才能（dispositions）」

までも規定することになった。現在でも、社会の「構造化する構造 (sturctures structurantes)」の中でハビトゥスとして、女性のあり方は規定され、現代の職業選択の「場」においても、女性の disposition と dispositions が維持されているといえよう。

　そして、「配置」決定と二項対立による男女の構造の違いとの関連性の発生と維持は、目に見える物理的な力ではなく、ブルデューの概念を援用するなら、象徴的支配の力によって表される。たとえば、「男性を象徴的支配に駆り立てるものは、女性が男性のパートナーを選ぶ時に、自分よりも年上で、背格好の大きい相手を選ぶように、『年上であること、背格好の大きいことが優れている』というディスクールを実践しているからである。その結果は、女性にとっての単なる嗜好の問題ではなく、広く世間に共有されたディスクールを行為の上で実践しているため従属のしるしであると言える[29]」。つまり、個人の嗜好であるのかどうかわからないけれども、流布しているタイプの異性を選ぶ、あるいは、それが良いことだと思われているということは、それはそのディスクールに力を持たせる結果となる。この例示のように、職業選択の際、女性であるがゆえに看護職を選ぶという実践は、「看護は女性の仕事」というディスクールをいっそう決定的なものにする。と同時に、実践面で看護職が常に医師職と協働しなければならない以上（現代のフランスでは、一部、看護職の自律性が認められているが）、また、医師が男性の職業と目される以上、医師職は、社会的な構造において男性側のものに属しているので、相対的に看護職は本来の評価がなされないままとなる。こうして医師と看護職の関係において、さらに男性と女性の関係において支配と被支配の関係が構築される。そして、女性が従属的な地位にある看護職を選択することが「女性として」当然な、あるいは「女性らしい」美徳であると評価され、こうした言説が生じることに

よってこの価値観とそれに続く実践は、従属のしるしとなり、再生産されていく。ブルデューによれば、男性支配は、女性を象徴物（objets symboliques）として構築し、女性は他者の視線によって存在することが証明されるのである。

また、ブルデューは、唯物論者が、象徴的なものは目に見えないものであるから存在しないも同然である、というテーゼを否定する。男性と女性の支配の関係において、象徴的なものが現実のものに場をゆずる過程を表す、つまり、ブルデューの理論は象徴的なものによって具体的なものを示そうと試みるものであり、支配者が被支配者を直接、具体的な形をもって搾取する支配ではなく、被支配者が支配を受け入れるという形を取ることによって行われる支配であることを指摘する[30]。それゆえ、その支配は象徴的なもので不可視なのであるが支配は存在するといえるであろう。

(3) 被支配の受容

宗教的、あるいは、医学的・科学的ディスクールによって、「看護は女性に適している」と述べられ、女性は看護の道を選ぶ。自律的に選択しているように見えて、ブルデューによれば、それは他律によって選ばされているのである。こうして、システムの中で女性の「場」に適したあり方を女性が「受容」することになる[31]。これをブルデューは、「存在論的共犯関係」と名づけている[32]が、本書では、「被支配の受容システム」と呼びたいと思う。なぜなら、それは、先ほど述べたように、看護や女性は、歴史的にも現代においても医師職や男性との比較によって評価される相対評価しか受けていなかったが、そのような評価を受容するような社会システムの中で、看護や女性が機能してきたからにほかならないことを示し、現代においても女性という主体（agent）が自発

的に看護の役割を選び取っていることを強調するためである。これによって、女性という「場」に配置された女性は、その「場」にふさわしい振る舞い、つまり、女性としての「才能」を活かした生き方を期待される。一方、女性側にとって、女性の「場」で生きていくための戦略でもあり、その戦略は、意識的に行われないほど、戦略としての価値を高める。そして、それと知られない戦略によって対外的にも、また、自らの中にも適性感を持ち、再帰的に作用することによって自らの「才能（dispositions）」とするのである。この「受容」は、あくまでも支配を受けていると意識しない、あるいは、自らの意思で選び取っているといった戦略的なものであって、自発的に服従し、強制されるより、同意を（不本意ながら）しているという諦念から生じたものではないということである。

　法的には、男女が平等な地位にあると規定される現代社会において、イデオロギーや常識の範囲では、なおも両者の扱いは異なっている。たとえば、歴史や社会学の研究において、看護職は、女性の仕事という文脈でとらえられるとき（とりわけ、人文科学の論文など）[33]、フランスでは、専門職という意味の"profession"という語は使用されないなど、女性に関する事柄は、専門性や、ブルデューの言う正統性などの範疇には含まれないことが多い。男女平等の社会において、旧来の男性と女性を差異化（distinction）し、その結果として男性が卓越化されるため、従来の支配者である男性が変わらずに支配を行っていくには、「支配―被支配」のシステムを意識しないような象徴的支配が有効である。このシステムが機能するかぎり、被支配者も自らのハビトゥスに従って、「被支配を受容」し、それと気づかぬうちにふさわしいプラティックを行う。換言すれば、女性の看護職の選択を説明するためには、象徴的支配のシステムが存在することを明らかにすることが必要であり、そ

れは、女性が支配者の権威を高めるために存在する「被支配の受容者」であることを証明することによって可能となる。

(4) 象徴的支配と女性の「場」

19世紀において、看護職は、寡婦や独身を余儀なくされてきた女性たちにとって「女性が働いてもよい」分野であり、とりわけ女性の美徳として創造された「母性」というイデオロギーを味方につけた、願ってもない生きる糧であった。そのため、女性の労働であること、そして、犠牲的精神を要求される仕事であることなどによって伝統的聖職観が押しつけられ、低賃金の労働として（であるから犠牲的で、さらに尊いというような逆説的な意味づけもされ）定着してしまった。それと同時にまた、このような社会通念（看護は女性の仕事であるというように）の女性への振り分けられ方が、他の分野への幅広い選択を阻んでいたことも事実であろう。「女性向きの仕事」に指定された仕事をすることによって女性は、ハビトゥスの下で「女性である意識」を形成し、無自覚にも、置かれた状況に満足し、たとえ、現実を振り返っても、ペローが示すとおり、男性と調和の取れた関係を保ちたいがため、現在与えられている「地位」にしぶしぶながらも満足している。こうした調和のとれた関係こそが、依然として、大多数の女性に幸福への道と考えられているからである(34)。

このように行為者が、配置された「場」によって自らに与えられた運命に一致するように行動するとき、そう仕向ける「適性」、あるいは「生得の資質」というテーゼには象徴的権力が明らかに存在している。というのは、「適性」、あるいは、「生得の資質」という理由を女性が自らのものとする過程には、「恣意的教え込み」が必要であり、その結果、「誤認―再認」による当事者の「適性」の取り込みが行われているから

である。そして、それは、同時に、被支配者の自己認識（この場合でいえば、女性の適性を女性が自らのものと認識する）から始まる自己搾取によって成立している。つまり、「被支配の受容システム」が機能することによって、女性は女性に与えられた「場」に居続け、そのことによって象徴的支配が完成することになるのである。

(5) 戦略 (35) としての被支配の受容

①母性とのつながり

すでに第1章で母性について述べたように、女性が男性並みにあるいは時としてそれ以上に評価される場面は、母なる存在であるときなのだが、看護が母性の象徴である聖母マリアの娘である修道女のものとして定着して以来、看護は象徴的に母性の発露となった。

母性が女性の美徳として認められることによって、その美徳である母性を生かした分野にかぎって女性が働くことが認められる。働くということは、その働きに対価が支払われることであるから、看護職に就くということは、前時代の無償の奉仕のように来世の救いを得るための慈善とは異なって、現世で生活の糧を得るためなのである。しかし、前時代の看護観がまったく消滅し、世俗化したかというとそうではない。職業化した看護においても、それを行う者はかつての修道女のように未婚であることが要求され、母親のような献身が望まれていたことから、修道女が行っていた看護が相変わらず求められていたことがわかる。

ライシテが理念となった社会では、女性は自らの手で働く領域を手に入れたのであるが、その脱宗教化は部分的な宗教性の排除でしかなかったため、残存した宗教的な世界観（たとえば、女性に伝統的に必要とされていた無私の精神や従順などを求める価値観）は不可視のものとなり、やがて、社会全体に深く浸透する結果となった。つまり、教会が病

院や施設の運営を行うことはなくなっても、宗教的な精神は保たれていたのである。

②女性の職業獲得

　女性にとっても、看護職者になれば女性としての美徳を持っていることを賞賛されるのであるから、それ以外の選択をして困難な道に進もうとすることは考えにくかった。それは、男性主体によるイデオロギーの結果、女性を医師である男性の、また、医師の職務に対して看護という役割を二重の意味で従属的位置に置き、それを自明のこととして定着させてしまった。女性は、なぜ従属的な位置づけを強いられているのかを考えることなく、その地位にいることで得られる保護と与えられる権利（時には賞賛も）によって社会的な獲得をなしえたことを確信する。

　さらに、女性がその被支配的な状況に気づいたとしても、与えられた役割を演じ続けていれば、評価されるのであるから、自分の能力や興味、関心によってそのプラティックを選ぶのではなく、外から望まれているとおりに選択する。つまり、他者の意図を汲み取ってあたかも自らがそれを選択しているかのようにして選び取るのである。そして、それは戦略となる。意図的に戦略として女性にふさわしいとされる道を選ぶ女性もいれば（多くの場合、なぜ戦略を持たなければならないかを考えることはほとんどないのであるが）、何も意識せずに、女性としてふさわしいとされる道を、求められるがままに選択する女性もいる。看護は、女性にふさわしい生き方のステレオタイプであった。やさしく、時には厳しく、献身的であり、賢く、まさに、理想とされる母の姿そのものが看護において求められていたのだ。それが女性にふさわしいとされているからといって選ぶのでは、自らの意思が反映していることにはならない。しかし、同じことを選択するのであっても、自ら選んだということになれば、そこに自主性と戦略を見出すことができる。それは行わ

れることによってこうした選択はより有効なものとされ、定着し、構造化するのである。その結果、看護の職業化は、医療化と同じシステムによってなされ、看護の医療化は、看護の医療システムにおける従属化を招き、また、ジェンダー化を正当化した。

さらに、コストのかかる従来の「先取＝暴力」という権力原則が「象徴的支配」に基づいた「象徴闘争」では、「個人の自由・多様性＝生産の多様性＝利益」になる。「こうしなさい」、「こうするとこういう利益がありますよ」、「いやならこうなりますよ」という「言説」すなわち、「服従の要請」と「服従によるメリットの提示」があるが、それを見越して、先取りすることを「戦略」として行うのである。

Ⅱ．現代における看護──生まれついてか、選び取ってか

近代医療の実践の「場」においては、医師との関係において看護はその役割を規定されている。宮島は、「周辺層への視点」として、「近代社会とは、業績原理の優位する世界であって属性的なものの支配から諸個人は、解放されていくとする社会学テーゼがあるにもかかわらず、人々の社会的周辺への配置が構造化されるのはなぜか」という問い[36]を立てている。こうした対等ではない関係は、いかにして生じ、構造化しているのか、これを「医」における医師と看護職者の関係に当てはめて考えることができるであろう。

身体化された歴史であるハビトゥスは、社会構造の中で男性は男性としての「才能（dispositions）」を保ち、また女性は女性としての「才能（dispositions）」を維持しつつ、あたかも、個人の資質による区別

であるかのように思わせながら、「医」における分業の装置を「自由な職業選択」として現代に継承させている。すなわち、ブルデューは、構造の二重性の問題を通して、構造と日常的行動がいかに直結しているかを示している。たとえば、その行動の主体が「各々の考え」に則って行動するとき、それは、その行動を取るように「各々の考え」を持つように働いた主体が属している階層に特有の行動のあり方を再生産することになるのである。しかも、性の階層性は、その中でしか変えることができないがゆえに限界がある。

　ブルデューが告発するものは、社会や制度を支え、作り上げている共同幻想であり、それは、いずれも、その時代、文化、「場」によって固有のもので象徴体系にしっかりと根づき、その社会を構成している人々の生活に多大な影響を与えるものである。そして、ブルデューのテーゼに従うのなら、「支配は公然とは行われない」ということである。すなわち、持てる者が持たざる者に対して、どのように力を振るうかといえば、経済資本や文化資本によって表されている権力を用いて、社会における制度やさまざまな日常的な実践を通して網の目のような複雑な構造の中で行うのである。そこには伝統的に価値があるとみなされている「あり方」に対して、逸脱への明白なサンクションはないのであるが、共同体で暗黙のうちに決定され、共有された「身の処し方」のきまりのようなものを維持する機能が存在している。

　たとえば、ブルデューによれば、教育それ自体は象徴的にそのやり方を強要する恣意性を兼ね備えた象徴的暴力の一つである。それは、われわれの生活を支配している「見えない権力」であり、通常はほとんど意識されない状態で日常的なあらゆる時空間に存在し、個人が何らかの選択的行動を取るときに顕在化し、その主体の方向性を指し示すものである。ブルデューがこの概念を使って説明を試みたことは、支配が行われ

る際に、被支配者が支配への同意を内面化していることの仕組みを表すことである。

　ブルデューは、象徴的暴力が一つの権力のあり方として重要であるとして、この象徴的権力をこう定義する。それは見えない権力であり、その権力に属していることを認めない人々、あるいは、その権力を行使していることすら認めようともしない人々の、共犯性を伴ってはじめて、行使されうるものである。すなわち、それは、目に見える、身体を傷つける暴力ではなくて、象徴的暴力の一つとして男性優位の社会秩序の中で女性への男性優位性による支配なのである。その象徴的支配の存続のためには、ブルデューが述べるように、一定の構造と、この構造の所産たる一定のハビトゥスが存在しなければならない。具体的にいえば、ほとんどの社会の女性は、神話体系を構造化するような「男性―女性」という対立、すなわち客観的な分業を構造化し、さらには分業についての主観的な知覚をも構造化するような対立を、頭の中に持っていることが必要である[37]。

　男性が女性より優位な位置に配置される状況は、「男性並み」の権利を手に入れることが「できそうな[38]」今もなお、さまざまなディスクールによって続いている。そのため、目に見える形で支配を行わずとも歴史と伝統がディスクールに集約され束縛されることによって、男性も女性も、嗜好や能力以前に、まず、自明のこととして性による選択を強いられ、自由ではない状況に置かれているのである[39]。

　そして、宗教や文化が女性を看護の「場」に「配置（disposition）」したゆえに、看護の「才能（dispositions）」が生じたように、その「場」に「配置（diposition）」されることによって生まれた「才能（dispositions）」は、その「場」においてこそ、意味を持ち、無自覚のうちに再生産されるのである。しかし、ここでつけ加えなければならな

いのは、看護を行う者が女性によって再生産されている事実は、決して伝統的なあり方を単純に再生産しているのではなく、現代の女性が、生きる戦略として、社会において女性の生き方として評価されるような看護職をむしろ意識的に選び取っているということである。自らの職業を戦略的に選択している女性は、今や一方的に搾取だけされている存在ではないのである。

註

(1) Duby, G. et Perrot, M., *Femmes et histoire*, 1993, Librairie Plon, Paris. G. デュビィ、M. ペロー『「女の歴史」を批判する』小倉和子訳、藤原書店、1996、p. 78。
(2) 同書。
(3) 同書。
(4) ハビトゥスは習慣を表す "habit" 同様、語源をラテン語の "habere"「持つ」、ギリシャ語では "hexis" とし、「人が生まれてから、家や社会で身につけた諸特徴の総体」のことである。
(5) Bourdieu, P., *Raisons Pratiques*, 1994, Seuil, Paris. P. ブルデュー「プラチック・歴史・時間をめぐる対話」榎本譲訳、『iichiko』No. 75、新曜社、2002、p. 112。
(6) P. ブルデュー、加藤晴久編『ピエール・ブルデュー──超領域の人間学』藤原書店、1990、pp. 102-03。
(7) P. ブルデュー「プラチック・歴史・時間をめぐる対話」p. 115。
(8) ブルデューにとって、資本とは、経済資本だけでなく、その人間が生まれた「場」において持っている文化資本も資本の１つ、象徴資本ととらえている。それは、３つの様態において現れるとされる。①身体化された様態として、つまり、持続的に身体を使うことによって獲得できるもの。たとえば、文化資本を持つ者は、文化資本を持つために有効な手立てを家族構成者などによって知りうるということも文化資本の一つである。②文化財という形式のもとに、客体化された様態で現れる。たとえば、絵画や書物などは、物質的に獲得される経済的資本であるだけではなく、それを社会的に価値のあるものとして解釈、評価することができる

のは文化資本のおかげである。③制度化された様態において、つまり、学歴資格などによって保証された資本である。
(9) Bourdieu, P., *Sur la télévision*, 1996, Liber Raison d'agir, Paris, p. 46.
(10) ブルデューの考える構造とは、「構造化された構造であると同時に構造化する構造」であり、「構造化する構造」としての「言語、宗教、芸術」などの象徴諸システム、つまり、世界を認識し、構築する手段、すなわち、操作様式としての構造に構造化する力を与えているものが「構造化された構造」である言語ないし文化、言説ないし行動といった操作結果としての構造であると規定している。
(11) 竹村和子「〈彼女〉はどこから語るのか ヴァージニア・ウルフの遺言」『現代思想』第25巻第13号、青土社、1997、p. 68。
(12) 宮島喬『文化的再生産の社会学——ブルデュー理論からの展開』藤原書店、1994、p. 131。
(13) ソシュールが示したのは、「言葉はものの名前ではない」ということである。たとえば、日本語では、「羊」を食べるのも、見るのも「羊」という1つの言葉で表すが、英語では、食べるのは、「マトン」であり、見るのは「シープ」である。もし、言葉が、異なる文化、言語環境においても、同じ概念を表象しているのであれば、ある言語における単語は、別の言語においても同じように対応するはずである。しかし、「羊」の例のように、言語によって別の表現があるということは、言葉の持つ意味は、言語システムごとに違うということに気づかねばならない（ソシュール『一般言語学講義』）。
(14) 宇都宮京子「ブルデューにおける『象徴性』と『ハビトゥス』」『象徴的支配の社会学』恒星社厚生閣、1999、p. 54。
(15) Bourdieu, P., *La Distinction — Critique sociale du jugement*, 1979, Minuit, Paris. P. ブルデュー『ディスタンクシオンⅠ 社会的判断力批判』石井洋一郎訳、藤原書店、1990、Ⅰ-p. 261。
(16) Duby, G. et Perrot, M., *Storia Delle Donne In Occidente*, 1990, Guis Laterza & Figli Spa, Rome. G. デュビィ、M. ペロー『女の歴史Ⅳ』杉村和子ほか訳、藤原書店、1996、p. 694。
(17) Perrot, M., *Une histoire des femmes est-elle possible?*, 1984, Rivages, Paris. M. ペロー『女性史は可能か』杉村和子・志賀亮一監訳、藤原書店、1992、p. 353。
(18) 法が規制や禁止の総体である以上、女性たちを保護するという名のもとに、さまざまな制約を設けていることは想像に難くない。そして、その個々の法令の存在は、それらが及ぼす権力の存在を示している。また、各法律用語は、それぞ

れの性に対してもたらされた社会的な位置を示す言葉を提示している。これについては、G. デュビィ、M. ペロー『「女の歴史」を批判する』、前掲書を参照のこと。

(19) Léonard, J., *Médecine, malades et société dans la france du XIXe siècle*, 1992, Sciences En Situation, Paris, p. 34.

(20) Bourdieu, P., *La domination masculine*, 1998, Seuil, Paris, p. 101.

(21) ボーヴォワールの『第二の性』(『第二の性』を原文で読み直す会訳、新潮文庫)やイリイチ『シャドウ・ワーク』(玉野井芳郎ほか訳・岩波現代選書)などがあり、歴史的なことが書かれているものとしては、ジョーン・W・スコットの『ジェンダーと歴史学』(荻野美穂訳・平凡社)を挙げたい。

(22) Hirata, H., Molnier, P., Welzer-Lang, D., *Dictionnaire critique du féminisme*, 2000, P. U. F., Paris. H. ヒラータ、P. モリニエ、D. ヴェルツァー＝ラング『読む事典・女性学』志賀亮一・杉村和子訳、藤原書店、2002、p. 167。

(23) ブルデュー『ディスタンクシオン I』pp. 172-73。

(24) 『支配の社会学』の中で、ウェーバーは、「支配」というのは、「一定の内容をもつ命令に所与の人々が服従するチャンスのことである」(ウェーバー『社会学の基礎概念』阿閉吉男・内藤莞爾訳、角川書店、1975、p. 90) と述べている。しかし、ウェーバーは、「権威」のような「勢力」や「影響力」をほかの人々に及ぼすチャンスと「真正の支配」を区別する。その違いは、「一定最小限の服従意欲、したがって、服従への(外的または内的な)利害関心こそは、あらゆる真正の支配関係のめやす」だと定義している。換言すれば、支配とはただ、AがBを支配することで一方向的に完結する行為なのではなく、Bが何らかの動機を持ってAに「服従意欲」を示すという相互行為によってなされるのである。つまり、服従して得をするかどうかが服従のポイントとなるのである。こうした議論も参考にしたい。

(25) たとえば、現代の日本は、多くの公衆トイレが性別によって色分けされている。女子トイレはピンクや赤色、男子トイレは青色や黒色といった具合である。多くの日本に長く暮らす人々にとってそれは自明のことであるから、女性はピンクや赤色で示されたトイレに入り、男性は青色や黒色に彩られたトイレに入るのである。それは、現代日本特有の性の色分けであり、他の文化圏には通用しない。こうした色分けは象徴的なものであるため、それは、もはや身体化されていてほとんど思考の余地はない。何も考えずにトイレを選ぶことができるのである。しかし、なぜ、女子トイレがピンクや赤色、男子トイレが青色や黒色であるのかということに明確な理由はない(恣意的)。とはいえ、トイレだけでなく、多くのも

のが性で色分けされているのが日本の現代文化の特徴といえるかもしれない。たとえば、ランドセルや乳幼児の衣服、小学生のお道具箱など、こうした色分けによって個人としてよりも性別によって分けられ、なぜなのかわからない（誤認＝とらえ損ねる）のにもかかわらず、こうした色による性規範は自明視され（再認）、これから外れた者に逸脱者としてのレッテルを貼るのである。

(26) たとえば、「『キタ』の反対は」、と学校で聞かれれば、その問いは「『北』の反対」ととらえられ、多くは、「南」と答えるであろう。しかし、学校教育を受けていなければ、つまり、学校で教えることに権威があると教えられなければ、「タキ」と答えることも可能である。「南」と答えることができるということは、学校教育というものに価値があり（権力があり）、それを私たちがそのことを受け入れていることにほかならない。そして、多くの者がそれを受け入れているからこそ、いっそう、そこに価値が生じる（権力が強大になる）のである。文化資本でたとえていうなら、「キタの反対」を「南」と答えられることが文化資本を所有していることの証左であり、それゆえ、それを知っていること（文化）が、資本としての価値を持つのである。

(27) Bourdieu, P., "Guerre et mutation sociale en Algérie", *Etudes méditerranéennes*, 7, Printemps, 1960, p. 25-37.

(28) Perrot, M., "Qu'est-ce qu'un métier de femme?", dans *Le mouvement social*, Nº 140, juillet-septembre, 1987, Les Éditions ouvriéres, Paris, pp. 3-8.

(29) Bourdieu, *La domination masculine, op. cit.,* pp. 41-42.

(30) *Ibid.,* p. 40.

(31) 上記の定式化は、パーソンズに見られる Status and Role 論のような、「場に配置されるとそれにふさわしい役割が派生する」といった役割理論とは異なり、むしろ、「場」に配置され、プラティックを行うことによってその行為者の地位などが決定すると考えるものである。

(32) ブルデュー『ピエール・ブルデュー──超領域の人間学』、前掲書、p. 201。

(33) ペローの論文、著作などを参照のこと。

(34) ペロー、前掲書、p. 8。

(35) 体のことは心配だが、病院は嫌だという考え方がある。そもそも、身体に異変がない時点で体のことを心配することは医療化の結果であり、その際に、医師や病院を思い起こすことも同じである。ということは、自らの身体の異変と病院、医師を結びつけるという発想は、どこからが自分の考えでどこからが他者（親や医師）の働きかけの結果なのかわからないのである。そして、それがなぜなのか考えないほうが「自然に」うまくやれる。つまり、医療化しているほうがこの社

会の仕組みはうまく回るのである。ということは、そこで力の諸関係を隠蔽できる。すなわちそれは、効率化（そこに力があるとわかりにくい、しかし、力だから従わないといけない感じになる）であり、そこに、合法的に共犯関係を見出す（「親もお医者さんもマスコミも言っているし」など）。とはいえ、被支配ばかりではつらい。ときどき反抗したくなる。しかし、変えられない（構造化されているので）。だからこそ、戦略を見出す。そこで余計に構造化することになる。つまり、象徴的暴力によってさせられていることを自主的に選択していると思い込むのだ。

(36) 宮島喬「ブルデュー理論と社会的周辺層への視点」『現代思想』第29巻第2号、青土社、2001、p. 76。

(37) P. ブルデュー、廣松渉、今村仁司の鼎談「理性の現実政治のため（Pour une Realpolitik de la raison）」石井洋二郎訳、『現代思想』第18巻第3号、青土社、1990、p. 202。

(38) 「男性並みの権利を手に入れることができそうな」というのは、実際に、私たちは、男女平等の憲法の下、男女を問わず参政権を持ち男女雇用機会均等法などに守られているのだが、たとえば、女性の国会議員は、議員として性別による差はないはずであるのに、「女性の」国会議員として男性と異なった扱いを受けている。同じ職業、身分であるのに、「女性〇〇」といったように、性別によって分けられることは日常で数多く存在し、そのことによって、男女による違いは、同じ職業、身分でも扱いを変えてもかまわない、という常識を作り出していると思われる。

(39) 象徴的支配の中で、女性が性別を理由に自由な選択ができないということは、たとえ、男性が社会的に優位な立場にあったとしても、性別や性別によってあらかじめ決められているような事柄について選べないという点では、男女問わず、不自由な状況にあるといわざるをえない。象徴的支配というのは、全体を支配しているのであるから、女性だけでなく、男性も女性に優越しているように強いられているという点では被支配者であるといえよう。

おわりに

　本書の主題は、近代以降になってジェンダー化された看護という役割の、そもそもの誕生のきっかけが宗教などの伝統的な言説にあることを見出し、それを定着させたのが、脱宗教化を目指したはずの近代化、とりわけ医療化にあることを指摘することである。医療化を支えたのは、医療の技術的発展や諸々の発見などであるが、それを解釈し、定着させる時点で使用されたのは、宗教的であるとはもはや思われないほど世俗化したかつての宗教的言説のイデオロギー化であった。その内容は男性優位の秩序に基づいた女性の位置づけ、役割を固定化することに正当性をもたらしている。そして、女性の仕事といわれる看護には、「女らしい」という言葉に代表されるような無償の行為や、犠牲が求められるという通時的、通文化的普遍性がある。

　看護が一つの職業として認められて以来、フランスでは、専門看護師（3種）が、日本でも認定看護師などが誕生しており、看護職を専門的職業として確立させる動きは一定の成果を挙げてきた。それは、看護が慈善と献身の無償奉仕であった時代から比べると大きな変化である。しかし、医療システムにおける看護のあり方の変更は、当該システム内における看護職への制御を強化するばかりで、看護職の自律という点には反する。看護が医療システム内で行われているかぎり、第一に医療化されていなければならず、また、看護が高い評価を得るには、本来の看護以外の仕事を行わなければならず（つまり、専門看護師などのように、

より医師職に近い業務を行わなければならず)、本来の看護業務がより強く抑圧されるという状況に陥ってしまう。

　ジェンダー化された分業とみなされてきた看護は、それを割り当てられた女性自身が内面化することによって、さらにそのジェンダー化は強化された。その「看護は女の仕事」という定式化を肯定することは、たとえそれを高くない評価から高い評価へと価値転倒させても、19世紀の医師や知識人がしたのと同じように、他者から押しつけられた評価を自らのものとするにすぎず、そこでは主体性は見失われている。こうした価値の転倒は、象徴的秩序を肯定することになりこそすれ、そこからの脱却はおぼつかなくなる。つまり、「看護は女の仕事」という言説からの解放は、このシステムのルールの中で機能しているかぎり、その解放は、(以前よりは程度の低い)服従にすぎないのではないか。看護が主体的にその仕事の枠組みを作っているのでないかぎり(それは現在の医療制度、医療システムの中では実現困難であるのだが)、看護を「女性的、ゆえに価値あるもの」や「女性らしさを発揮する行為」として「女性固有の本質」をうたうのも、あるいは、看護は従属的な位置に甘んじていてはいけないと主張することも、実は同じ根から発生した考え方なのである。

　それでは、どのように考えたらこの二重の陥穽から抜けることができるのか。看護を女性的なプラティックとしてとらえず、日常のあまたあるプラティックとしてとらえなおすことも一つの方法であろう。結局、職業化以前の宗教的社会的に価値のあるもの、というとらえ方でもなく、医師職の補助的な仕事として従属的であるから価値がない、というとらえ方でもなく、どちらか一つといった考え方から看護を解放すること以外にない。

　それは、看護をさまざまな価値観や言説から解放し、それ以上でもそ

れ以下でもないというとらえ方をすることによって、看護そのものの本質を見るという試みである。それによって看護を志す性別の差もなくなるであろうし（これまで「看護＝女性の仕事」という定式化によって敷居の高かった男性の参入が可能になる）、医師の診療上の補助にとどまらない看護の役割も可能になるかもしれない。そこには、女性としてのあるいは男性としてのアイデンティティの葛藤が存在するはずもなく、支配的な文化（＝男性支配的な文化）によって与えられた規範に身を摺り寄せる（男性が望むような女性性の強化）必要もなく、それを凌駕しよう（男性性を凌駕するために、女性性や母性を強調したり、あるいは否定するなど）とする必要もないのである。

　これまでの文章をたとえば、看護を女性に、医療システムを男性と置き換えて読んでみても意味が通るだろう。看護は女性の仕事の代名詞として長い間機能してきた。その定式化によって女性は職業を獲得したわけであるが、その職業獲得を可能とした社会は、男性優位のシステムによって成立しているのだから、女性＝看護に対しての評価は決して高くない。たとえ、以前より看護職に対する評価が上がったとしても、そのシステム内の変化であるがゆえにドラスティックな変化というのは望めまい。医療化された看護職は、そこから排除されないために、医療集団へ再医療化する。つまり、医療化の文脈の中で資格化され、医療化の中で地位を得ることによって、その周縁部にいる者たちとの差異を強化し、階層化する。医療が集団として社会構造の中で機能するには、そのような構造的な宿命が存在するのかもしれない。看護が既存の医療化の文脈から自律した役割を得るということにおいて最も重要なことは、医療化以前の看護に戻ることではなく、医療化された社会を否定することでもなく、さらに、看護が医療化された社会の中にあることを自明のこととして語ることでもない。そうではなくて、日常的な一つのプラ

ティックとしての看護を、医療との対比において語ることから脱したいのだ。

　また本書では、看護の職としての法的な規定から医師職に従属するという点と、看護職は女性が多く、医師職には男性が多いという状況から、二重の意味で看護職が従属しているという点を各所で記してきた。しかし、それは、医療界の頂点に立つ医師の仕事に協働する形で看護がなされるがゆえに、看護の役割を過小評価しているのではなく、むしろ、看護の本質についての議論をすることなく、「看護はこうあるべきだ」、「看護は伝統的に〇〇だった」、「看護は女性に向いている」などという安易な評価をされたくないと思うからである。また、看護と女性が結びついていることがよくないと主張しているのでもなく、「なんとなく」（これが「象徴的権力」には重要なのであるが）それ以外が選べない、ということを問題にしたいのだ。

　医療化された現代にあっては、多くの人が直接、あるいは間接的に看護職を知り得ているであろう。そのような中で、もはや手垢のついた議論は看護にはふさわしくないのではないか。伝統にしがみつくよりももっと専門的で、チーム医療の中でももっと能力を発揮でき、患者一人ひとりを看ることをおろそかにしないですむように（そもそも看護の看の字は手をかざしてじっくり観察するという意味であるのだから）、現代の医療システムの中で看護独自のあり方を提案していけるような、たかが性別などにとらわれない新しい看護を目指してほしいと願っている。女性が戦略的に看護職を選んでいるから、もうそれで十分だという議論なのではない。そろそろ次の段階に行ってみたいのである。

　現代の日本は、ジェンダーフリーへのバックラッシュから、男女の差異をことのほか強調するような状況がマスメディアをはじめ教育の場面でも多く見られるようである。そのような状況は、看護は女性の仕事だ

というカテゴライズによって、看護の本質について考察を深めることなく、実践に向かわしめてしまうのではないか。それは、とりもなおさず、看護の職としての不自由さを生み出すであろうし、社会においての看護の評価というものを旧態依然のままにしてしまうということになる。

しかし、このような心配は、性別に由来する「適性」が言説から作られたものであると知ることで解消するだろう。いずれにせよ、その言説がすべて根拠のないものであることに気づくことで、ジェンダーの縛りをなくし、適任者が看護を行うことになる。やがて、こうした取り組みは、看護というものの質を高め、医療における価値をあらためて評価させることに寄与するであろう。

本書は、お茶の水女子大学に学位審査を申請し、2002年3月に学位授与された博士学位論文『フランス社会における看護の世俗化と職業化の過程——象徴的支配における女性の「配置（disposition）」と「才能（dispositions）」』に加筆修正を行ったものである。

本研究に、貴重なコメントをくださった慶應義塾大学文学部教授平野敏政先生、お茶の水女子大学文教育学部教授天野正子先生、中村弓子先生、波平恵美子先生、平岡公一先生に謹んで感謝の意を述べたい。学位論文作成の段階からたびたび、拙稿に目を通してくださり、常にご助言と励ましの言葉をいただいた。5人の先生方が、温かく、そして辛抱強く見守ってくださったからこそ、学位論文を提出し、本書を書き上げることができたのだと思う。

また、お茶の水女子大学人文科学研究科修士課程在学中にご指導いただいた宮島喬先生には、ブルデュー研究によって現代社会を読み解くという新たな視点を与えていただき、同大学院人間文化研究科博士課程で

遅塚忠躬先生は、フランスの社会史研究の面白さに触れると共に一次文献を読む訓練をしてくださった。両先生のご指導に改めて感謝する次第である。

そして、私のこうした歴史に基づいた研究に関心を持ってくださり、現代の看護を考える上で必要だとして客員研究員として東京大学医学系研究科の自らの研究室に呼んでくださった日本保健医療社会学会の現会長である山崎喜比古助教授にもお礼を申し上げる。先生にはこの学会ではじめてお目にかかり、数年にわたってご助言をいただいた。

さらに、日仏社会学会では、学会発表や日仏社会学会年報の論文発表を通して、自らの研究を見直す機会をいただいた。現会長である関西学院大学教授の荻野昌弘先生をはじめとする諸先生方に謝意を表したい。とりわけ、学会参加のきっかけを作ってくださった、いわき明星大学教授の石丸純一先生は、本研究を構成している既発表論文の執筆に際して貴重ご助言をいただいた。

本研究は、学部入学当初、故片桐邦雄先生の一般教養のフランス文学の講義で「ボーヴォワールを読み直す会」の存在を紹介され、また、2年時の英語の講読の授業で白井堯子先生の指導の下にメアリー・ウーストンクラフトの『女性の権利の擁護』を読んだときから抱き続けている「社会において男女の扱いの差は、なぜ存在するのか」ということに関心を持ったことから始まった。私の研究テーマの基礎を築いてくださった両先生に心から感謝申し上げたい。

このように始まった私の研究は、その後、看護学校、薬科大学で社会学を教える機会を得たことによって「女子学生は医療職を志す際、個人の適性、能力以外の何らかの要素によって進路を選択しているのではないか」という仮説を立てるに至り、この仮説が日本においてだけではなく、フランス社会においても当てはまるのではないかと思ったことが

おわりに

きっかけで深まった。そして、この仮説を証明するためには、現代を対象とした研究だけではなく「なぜそのようになったのか」という歴史的視点が不可欠であると思い、史料および資料の収集、医療関係者へのインタヴューを試みた。

実際の調査は、修士論文（18世紀フランスの民間医療研究）作成当時からご助言をいただいていたフランスパリ社会科学高等研究院 (Ecole des Hautes Etudes en Sciences Sociales) のジャン＝ピエール・グベール (Jean-Pierre Goubert) 氏の「健康に関する比較史」(Histoire de la santé) ゼミで3年間、学生として指導を受ける機会を得た際に、氏のご助言と紹介の労によって実現した。

さらに、執筆に際して助言を寄せてくださった日本赤十字看護大学の刀根洋子先生、兵庫大学の須藤葵先生、木戸医院の木戸友幸先生、そして東京理科大学の教え子であった矢吹俊博君、永井平君の両名が寄せてくれたコメントにもお礼を申し上げると共に、長い間励まし続けてくれた原信作氏ほか、支えてくださった皆様にこの場をかりて感謝を述べたいと思う。本研究がこのようにたくさんの方々のご助言と励ましに少しでも応えられていれば幸いである。

最後に、本書をつくるにあたっては、専修大学出版局の上原伸二氏のご助言を頂き、笹岡五郎氏のご助力によって形にすることができたことを申し上げたい。初めての単著の出版にさまざまな形でご配慮くださったと思う。あらためて感謝の意を表したい。

なお、本書は、日本学術振興会の特別研究員DC（1996年4月～1998年3月）、および同研究員PD（1998年11月～2001年10月）として行った研究をもとに加筆したものである。

参考文献

Association des Professions de Sciences Médico-Sociales, *Accès aux formations du secteur sanitaire et social*, 1995, Editions Amelot, Paris.

Adam, P., Herzlich, C., *Sociologie de la maladie et de la médecine*, 1994, Nathan, Paris.

天野正子「専門職化をめぐる看護婦・看護学生の意識構造」『看護研究』第 5 巻第 1 号別冊、医学書院、1972。

───「看護婦の労働と意識──半専門職の専門職化に関する事例研究」『社会学評論』87 号、日本社会学会、1972。

Amouroux, T., *L'identité infirmière entre recherche de reconnaissance et quête de sens*, 1998, Mémoire（フランス Maitrise 学位論文）.

Arborio, A., Médecine et aide-soignante:《Vous là, ceille en bleu!》pp. 60-64 dans *Le Pouvoir médical, Panoramiques*, N° 17, 4e Trimestre, 1994, Seuil, Paris.

東清和『性差の社会心理』大日本図書、1979。

Bateson, G., & Bateson, M. C., *Angel's Fear towards an Epistemology of Sacred*, 1987, John Brockman Associates, New York. G. ベイトソン & M. ベイトソン『天使のおそれ 聖なるもののエピステモロジー』星川淳訳、青土社、1992。

Blanguis, M., *Au chevet des malades*, 1910, Saint-Blaise.

Bloch, M., *Société féodale*, 1939, Albin Michel, Paris. M. ブロック『封建社会』堀米庸三監訳、岩波書店、1995。

Bourdieu, P., *Guerre et mutation sociale en Algérie, études méditeranéennes*, 7, Printemps, 1960.

─── *Le Sens pratique*, 1980, Les Éditions de Minuit, Paris. P. ブルデュー『実践感覚』今村仁司・港道隆訳、みすず書房、1988。

Braudel, F., *Ma formation d'historien, Ecrits sur l'histoire 2*, 1990, Arthaud, Paris.

─── *La Méditerranée, Art et métiers graphiques*, 1978, A. Colin, Paris. F. ブローデル『地中海』浜名優美訳、藤原書店、1991-95。

Burke, P., *The French Historical Revolution: The Annales School, 1929-89*, 1990, Polity Press, Cambridge. P. バーク『フランス歴史学革命 アナール学派 1929-89 年』大津真作訳、岩波書店、1992。

Charles, G., *L'infirmière en France d'hier à aujourd'hui*, 1979, Le centurion,

Paris.
Chevalier, A., *L'Hôtel-Dieu de Paris et les sœurs Augustines (650-1810)*, 1901, Chez H. Champion, Paris.
Chevandier, C., *Les Métiers de L'Hôpital*, 1997, La Découverte, Paris.
Collière, M. F., *Promouvoir la vie de la pratique des femmes soignantes aux soins infirmiers*, 1982, Inter Editions, Paris.
Connell, R. W., *Gender and Power — Society, the Person and Sexual Politics*, Polity Press, Oxford, 1987. R. W. コンネル『ジェンダーと権力　セクシュアリティの社会学』森重雄・菊地栄治・加藤隆雄・越智康司訳、三交社、1993。
Dictionnare des sciences médicales par une société de médecins et de chirurgiens, 1818, C. L. F. Panckoucke, Paris.
Dufiet, P., *Sœur Philomène*, 1861, Lérot, Tusson.
Duru-Bellat, M., *L'école des filles quelle fomation pour quels rôles sociaux?*, 1990, L'Harmattan, Paris. M. デュリュ=ベラ『娘の学校——性差の社会的再生産』中野知律訳、藤原書店、1993。
Eccli, R., *L'infirmier(e) hospitalier(e) Comment gérer sa carrière?*, 1995, Masson, Paris.
江原由美子『ジェンダー秩序』勁草書房、2001。
Elias, N., *Was Ist Soziologie?*, 1970, Juventa Verlag, München. N. エリアス『社会学とは何か　関係構造・ネットワーク形成・権力』徳安彰訳、法政大学出版局、1994。
Etzioni, A., *The Semi-Professions and Their Organization*, 1969, Free Press, New York.
Ferréol, G., *Vocabulaire de la sociologie*, 1995, Presses Universitaires de France, Paris. G. フェレオル『社会学の基本用語』山下雅之訳、白水社、1997。
Fiero, A., *Dictionnaire de Paris*, 1996, Robert Laffont, Paris. A. フィエロ『パリ歴史事典』鹿島茂監訳、白水社、2000。
Foucault, M., *La volonté de savoir (Volume 1 de histoire de la sexualité)*, 1976, Gallimard, Paris. M. フーコー『性の歴史Ⅰ　知への意志』渡辺守章訳、新潮社、1986。
——— *Le souci de soi (Volume 3 de histoire de la sexualité)*, 1984, Gallimard, Paris. M. フーコー『性の歴史Ⅲ　自己への配慮』田村叔訳、新潮社、1987。
Françoise, F., "La fonction de l'infirmière. L'imaginaire nécessaire", *Sciences Sociales et Santé*, Vol. 9, N° 2, juin, 1991.

Freeman, H. E., *Handbook of Medical Sociology*, 1972, Prentice-Hall, Inc., Englewood Cliffs. H. E. フリーマン『医療社会学』日野原重明ほか監訳、医歯薬出版、1975。

Frémy, D., et Frémy, M., *Quid*, 1996. (1997年版), 2000 (2001年版), Robert Laffont, Paris.

福井憲彦・山本哲士編『actes No.1』日本エディタースクール出版部、1986。

福沢諭吉『福沢諭吉全集 第19巻』岩波書店、1958。

Gallop, J., *The Daughter's Seduction — Feminism and Psychoanalysis*, 1982, Macmillan, U. K. J. ギャロップ『娘の誘惑 フェミニズムと精神分析』渡部桃子訳、勁草書房、2000。

Genesis, *Biblia Hebraica*, 1937.『旧約聖書 創世記』関根正雄訳、岩波文庫、1956。

Goncourt, E., *La Fille Elisa*, 1875, Slatkine, Paris-Genève.

Goncourt, E., et Goncourt, J., *La femme au dix-huitième siècle*, 1887, Librairie de Firmin-Didot, Paris. E. ゴンクール、J. ゴンクール『ゴンクール兄弟の見た18世紀の女性』鈴木豊訳、平凡社、1994。

Goode, W., "Encroachment, Charlatanism, and the Emerging Profession: Psychology, Sociology and Médicin", *American Sociological Review*, 25, 1960, pp. 902-914.

Goubert, J. P., Rey, R., Bertrand, J., et Laclau, A., *Atlas de La Révolution française 7 Médecine et santé*, 1993, Édition de E. H. E. S. S., Paris.

Grand Larousse de la langue française, 1978.

Guérel. M-F., *Le guide de l'infirmière*, 1993, Lamarre, Paris.

萩原弘子「『違い』の論じ方 『ジェンダーと階級と人種』という問題」『現代思想』第25巻第13号、青土社、1997。

萩原康子「看護婦・保健婦の役割 (6章)」『保健医療の社会学』有斐閣、1983。

蓮實重彦『フーコー・ドゥルーズ・デリダ』河出文庫、1995。

服部伸『ドイツ「素人医師」団 人に優しい西洋民間療法』講談社選書メチエ、1997。

濱嶋朗編『社会学小辞典』有斐閣、1977。

原山哲「看護婦の職業観 ── 日仏比較 Analyse des discours des Infirmières Françaises et Japonaises」『日仏社会学会年報』第7号、日仏社会学会、1997。

Hekman, J. S., *Gender and Knowledge Elements of a Postmodern Feminism*, 1990, Polity Press, London. J. S. ヘックマン『ジェンダーと知 ポストモダン・

フェミニズムの要素』金井叔子ほか訳、大村書店、1995。

Herzlich, C., et Pierret, J., *Malades d'hier, malades d'aujourd'hui*, 1991, Payot, Paris. C. エルズリッシュ、J. ピエレ『〈病人〉の誕生』小倉孝誠訳、藤原書店、1992。

樋口晟子、原山哲『看護における仕事の文化と女性の地位に関する研究』（課題番号；09610197）平成9年度－12年度科学研究費補助金基盤研究（C）（1）研究報告書、2001。

Hughes, E. C., *Men and Their Work*, 1958, The Free Press, New York.

Illich, I., "Gesundheit Als Teil Der Lebensqualität", *Arzt Und Krankenhaus*, 8/82.（生活の質の一部分としての健康、1982年3月10日ベルリン工科大学講堂で行われた第10回Krankenhaussymposionでの開会講演）I. イリイチ『生きる思想』桜井直文監訳、藤原書店、1991。

────── *Gender*, 1983, Marion Boyars, London. I. イリイチ『ジェンダー　女と男の世界』玉野井芳郎訳、岩波書店、1998。

池川清子『看護──生きられる世界の実践知』ゆみる出版、1991。

Imbert, J., *Les Hôpitaux en France*, 1996, Presses Universitaires de France, Paris.

Irigaray, L., *Je, Tu, Nous*, 1990, Grasset & Fasquelle, Paris. L. イリガライ『差異の文化のために』浜名優美訳、法政大学出版局、1993。

岩内亮一『職業生活の社会学』学文社、1975。

Jones, A. H., *Images of Nurses: Perspectives from History, Art, and Literature*, 1988, University of Pennsylvania Press, Philadelphia. A. H. ジョーンズ『歴史、芸術、文学におけるイメージ　看護婦はどう見られてきたか』中島憲子監訳、時空出版、1997。

Jouannet, P., *Le pouvoir médical*, 1999, Seuil, Paris.

鎌田浩『家と家父長制』早稲田大学出版部、1992。

鹿島茂『職業別パリ風俗』白水社、1999。

加藤晴久ほか「ブルデュー──文化的抵抗の戦略」『現代思想』第29巻第2号、青土社、2001。

川本隆史「介護・世話・配慮　《ケア》を問題化するために」『現代思想』第21巻第12号、青土社、1993。

Keller, E. F., *Reflections on Gender and Science*, 1985, Yale University Press, London. E. F. ケラー『ジェンダーと科学　プラトン、ベーコンからマクリントックへ』幾島幸子・川島慶子訳、工作舎、1993。

Kleinman, A., *The Illness Narratives: Suffering, Healing, and the Human Condition*, 1988, Basic Books Inc., New York. A. クラインマン『病の語り 慢性の病いをめぐる臨床人類学』江口重幸・五木田紳・上野豪志訳、誠信書房、1996。

倉島哲「ハビトゥス概念の批判的検討──『プラチック理論の概要』のテクストから」『ソシオロジ』45(2)、ソシオロジ編集委員会、2000。

小谷野康子「看護専門職の自律性に関する概念の検討と研究の動向」『聖路加看護大学紀要』26号、聖路加看護大学、2000。

Lechte, J., *Fifty Key Contemporary Thinkers*, 1994, Routledge, London & New York. J. レヒテ『現代思想の50人』山口泰司ほか訳、青土社、1999。

Le Goff, J., et al., *Histoire/cultures/representations Les Annales et L'anthropologie Historique*. J. ル・ゴフ『歴史・文化・表象』二宮宏之編訳、岩波書店、1992。

Le dictionnaire, 1985, Robert.

Le grand dictionnaire universel du 19ᵉ siècle, 1882.

Le grand dictionnaire encyclopédique, 1883.

Le grand dictionnaire du 20ᵉ siècle (Hospitalier).

Le Petit Lareusse, 1997, Lareusse.

Le Quotidien du médecin, Le 31 octobre, 2000.

Lert, F., "Le rôle propre peut-il fonder l'autonomie professionnelle des infirmières?", *Sciences Sociales et Santé*, Vol. 14, Nᵒ 3, septembre, 1996.

L'infirmière, le 07 décembre, 2000, Ed. Elesevier.

増田四郎『社会史への道』日本エディタースクール出版部、1981。

松永澄夫「病む体の関係性 医療の時間（日常性）と看護」『現代思想』21巻第12号、青土社、1993。

Millepierres, F., *La vie quotidienne des médecins au temps de Mollière*, 1964, Hachette, Paris.

水田珠枝「マルクス主義フェミニズムの再検討のために──上野千鶴子『家父長制と資本制』を読む」『思想』6月号、岩波書店、1991。

Morali-Daninos, A., *Histoire des relations sexuelles*, 1963, Presses Universitaires de France, Paris. A. モラリ=ダニノス『性関係の歴史』篠沢秀夫訳、白水社、1966。

────── *Sociologie des relations sexuelles*, 1963, Presses Universitaires de France, Paris. A. モラリ=ダニノス『性関係の社会学』宮原信訳、白水社、1966。

宗像恒次「看護職者の労働問題 (2)——健康・結婚・育児・労働疎外・専門職問題」『月刊労働問題』10 月号、日本評論社、1975。

中久郎『社会学原論——現代の診断原理』世界思想社、1999。

中川米造・森山公夫「病院都市　医療のアーバニズム」『現代思想』第 21 巻第 12 号、青土社、1993。

中西祐子『ジェンダー・トラック　青年期女性の進路形成と教育組織の社会学』東洋館出版社、1998。

中野秀一郎「"Sociology of Professions" の諸問題 (1)——その体系的構想のための準備作業」『関西学院大学社会学部紀要』24 号、関西学院大学、1972。

波平恵美子『病気と治療の文化人類学』海鳴社、1984。

――――『病むことの文化　医療人類学のフロンティア』海鳴社、1990。

Napias H., *L'Assistance Publique dans le département de Sambre de Loire*, 1890, Lecrosnier-Babé.

二宮宏之『全体を見る眼と歴史家たち』木鐸社、1986。

――――『歴史学再考　生活世界から権力秩序へ』日本エディタースクール出版部、1994。

尾高邦雄『尾高邦雄選集　第 1 巻　職業社会学』夢窓庵、1995。

荻野昌弘「ブルデューと現代フランス社会学」『社会学史研究』第 14 号、社会学史学会、1992。

小倉孝誠『19 世紀フランス　光と闇の空間』人文書院、1995。

――――『19 世紀フランス　夢と創造』人文書院、1996。

Paicheler, G., "Présentation. Les profession de soins: territoires et Empiètements", *Sciences Sociales et Santé*, Vol. 13, Nº 3, septembre, 1995.

Parsons, T., *The Social System*, 1951, The Free Press, New York. T. パーソンズ『社会体系論』佐藤勉訳、青木書店、1974。

―――― *The System of Modern Societies*, 1971, Prentice-Hall, Inc., Englewood Cliffs. T. パーソンズ『近代社会の体系　現代社会学入門— 14』井門富二夫訳、至誠堂、1977。

Pateman, C., "God Hath Ordained to Man a Helper: Hobbes, Patriarchy and Conjugal Right", *Feminist Interpretations and Political Theory*, 1991, Cambridge. C. ペイトマン「神は男性を助けるべき者を定めた——ホッブス、家父長制そして婚姻の権利」中村敏子訳、『思想』4 月号、岩波書店、2000。

Peneff, J., *L'Hôpital en urgence*, 1992, Métalité, Paris.

Perrearlt, M., et Saillant, F., "Sciences infirmières et sciences social: dialogue et fécondation mutuelle", *Sciences Sociales et Santé*, Vol. 14, N° 3, septembre, 1996.

Peset, S., *Déontologie professionnelle et psychologie du malade*, 1966, Lamarre-Poinat, Paris.

Reader, K. A., *Intellectuals and the Left in France since 1968*, 1987, Macmillan, Basingstoke. K. A. リーダー『フランス現代思想 1968年以降』本橋哲也訳、講談社新書メチエ12、1994。

Reiser, S. J., *Medicine and the Reign of Technology*, 1978, Cambridge University Press, Cambridge. S. J. ライザー『診断術の歴史 医療とテクノロジー支配』春田倫子訳、平凡社、1995。

Rosenbaum, J. E., *Making Inequality, the Hidden Curriculum of High School Tracking*, 1976, John Wiley & Sons, New York.

Russett, C. E., *Sexual Science*, 1989, The President and Fellows of Harvard College, Cambridge. C. E. ラセット『女性を捏造した男たち』上野直子訳、工作舎、1994。

Saliba, J., *Les infirmières ni nonnes ni bonnes*, 1993, Syros, Paris.

崎山治男「感情労働と自己——看護課程における感情労働を通して」『関東社会学会年報』関東社会学会、1999。

崎山政毅『サバルタンと歴史』青土社、2001。

佐久間政広「ルーマンのパーソンズ理論批判——AGIL図式の位置づけをめぐって」『社会学研究第65号』東北社会学研究会、1998。

桜井直文「イリイチとフーコー セクシュアリティをめぐって」『現代思想』第25巻第3号、青土社、1997。

佐藤典子「フランスにおける職業看護婦の誕生に関する一考察」『日仏社会学会年報』第7号、日仏社会学会、1997。

——「『病む』ことの意味——近代医学の限界」『お茶の水女子大学人間文化研究科紀要』第20号、お茶の水女子大学、1997。

——「看護職と女性——多くの看護職従事者が女性であるという現実について」『日仏社会学会年報』第9号、日仏社会学会、1999。

——「フランスの看護職とdispositionsの関係性——歴史的視点に基づいて」『日仏社会学会年報』第10号、日仏社会学会、2000。

——「フランスにおける看護職の自律性（Autonomy）——学校看護婦による即効性避妊薬配布の事例から」『昭和薬科大学紀要』第35号、昭和薬科大学、2001。

────「象徴的支配におけるジェンダー・トラックの内面化──女性の職業選択の伝統から」『日仏社会学会年報』第 12 号、日仏社会学会、2002。

────「看護職権限と宗教的伝統──フランスにおける学校看護婦の自立性とその社会的承認」『昭和薬科大学紀要』第 37 号、昭和薬科大学、2003。

『聖書』日本聖書協会、1997。

重光哲明「規律社会から管理社会へ　バイオ・ポリティックスの変貌」『現代思想』第 21 巻第 12 号、青土社、1993。

進藤雄三「パーソンズにおける『世俗化』の問題」『社会学史研究』第 21 号、社会学史学会、1999。

────黒田浩一郎編・田間泰子ほか『医療社会学を学ぶ』世界思想社、1999。

新村拓『死と病と看護の社会史』法政大学出版局、1989。

園田恭一『社会学と医療講座　人間と医療を考える　第 5 巻』弘文堂、1992。

Sournia, J. Cl., *La Médecine révolutionnaire 1789-1799*, 1989, Payot coll., Paris.

Spencer, H., *Principle of Sociology*, I, 1879, D. Appleton, New York.

Spivak, G. C., *Can the Subaltern Speak?* in *Marxism and the Interpretation of Culture*, 1988, University of Illinois, Urbana and Chicago. G. C. スピヴァク『サバルタンは語ることができるか』上村忠男訳、みすず書房、1998。

竹岡敬温『アナール学派と社会史──新しい歴史へ向かって』同文舘出版、1989。

棚沢直子編『女たちのフランス思想』勁草書房、1998。

谷川稔『規範としての文化　文化統合の近代史』平凡社、1990。

Aquinas, T., *Summa Theologiae*『神学大全』高田三郎訳、創文社、1965。

富永健一『近代化の理論』講談社学術文庫、1996。

富永茂樹『健康論序説』エナジー叢書、1973。

土屋倭子『「女」という制度　トマス・ハーディの小説と女たち』南雲堂、2000。

上野千鶴子『家父長制と資本制』岩波書店、1990。

Veyne, P., *Comment on écrit L'histoire*, 1971, Seuil, Paris. P. ヴェーヌ『歴史をどう書くか』大津真作訳、法政大学出版局、1982。

Vollmer, H. M. & Mills, D. L.(eds), *Professionalization*, 1966, Prentice-Hall, Englewood Cliffs.

Wallerstein, E., *The End of the World as We Know It*, 1999, The Regents of the University of Minnesota, Minneapolis. E. ウォーラーステイン『新しい学』山下範久訳、藤原書店、2001。

渡辺涼『フランス現代思想を読む』白水社、1999。

Wilensky, H. L., "The Professinonalization of Everyone?", *American Journal of Sociology*, 70(2), 1964, pp. 137-158.

山根常雄ほか『テキストブック社会学（4）職業』有斐閣ブックス、1977。

山手茂「保健・医療・福祉の改革と専門職の課題」『保険医療社会学論集』第7号、日本保健医療社会学会、1996。

横山寧夫『社会学史概説』慶應通信、1971。

米山桂三『看護の社会学』未来社、1981。

湯浅赳男『文明の歴史人類学』新評論、1985。

佐藤　典子（さとう　のりこ）

慶應義塾大学文学部卒、お茶の水女子大学大学院人文科学研究科修了、同大大学院人間文化研究科単位取得退学。
日本学術振興会特別研究員（DC および PD）在籍中にパリ社会科学高等研究院（EHESS）に留学、現在、慶應義塾大学文学部、お茶の水女子大学文教育学部ほか非常勤講師、東京大学医学系研究科客員研究員。社会科学博士（お茶の水女子大学）。
専門は、医療・看護、家族の社会学、日仏比較研究、フランス思想。
著書に『日仏社会学会叢書第3巻　ブルデュー社会学への挑戦』第2章「フランスのPacs法の成立と象徴闘争としての親密関係の変容」（恒星社厚生閣、2005）、『よくわかる社会学』「医療社会学」（ミネルヴァ書房、2006）。
訳書に『高齢社会における生活の質』第6章　メスュ著「いかに老い、いかに連帯するか」（専修大学出版局、2003）、『日仏社会学会叢書第5巻　共生社会への挑戦──日仏社会の比較』第6章　メスュ著「依存する年代と年齢への依存」（恒星社厚生閣、2005）。

看護職の社会学

2007年3月30日　第1版第1刷

著　者	佐藤　典子	
発行者	原田　敏行	
発行所	専修大学出版局	

〒101-0051　東京都千代田区神田神保町 3-8-3
　　　　　　㈱専大センチュリー内
　　電話　03-3263-4230 ㈹

組　版	木下正之
印　刷	電算印刷株式会社
製　本	

©Noriko Sato 2007　Printed in Japan
ISBN 978-4-88125-183-6

◇専修大学出版局の本◇

はんらんする身体
香山リカ 下斗米淳 貫成人 芹沢俊介著　　四六判　200頁　1890円

J・S・ハクスリーの思想と実践
笹原英史著　　A5判　480頁　7140円

リットの教育哲学
西方守著　　A5判　256頁　3780円

現代アメリカにおけるホームレス対策の成立と展開
小池隆生著　　A5判　272頁　3990円

首都圏人口の将来像──都心と郊外の人口地理学
江崎雄治著　　A5判　182頁　2940円

ユングの宗教論──キリスト教神話の再生
高橋原著　　A5判　324頁　3045円

ヴェーバー社会科学の現代的展開
──グローバル化論との結合の試み
川上周三著　　A5判　252頁　3360円

運動イメージと自律反応
大石和男著　　A5判　136頁　2520円

（価格は本体＋税）